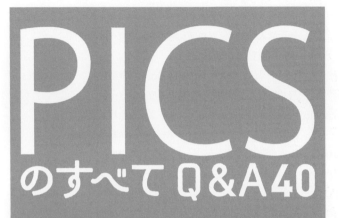

PICS
のすべて Q&A40

監修	**西田　修**	藤田医科大学医学部 麻酔・侵襲制御医学講座主任教授
	小谷穣治	神戸大学大学院医学研究科外科系講座 災害・救急医学分野教授
編著	**井上茂亮**	神戸大学大学院医学研究科外科系講座 災害・救急医学分野特命教授

中外医学社

● 執筆者

井 上 茂 亮	神戸大学大学院医学研究科外科系講座 災害・救急医学分野特命教授
福 家 良 太	イムス明理会仙台総合病院内科
大 野 雄 康	神戸大学大学院医学研究科外科系講座 災害・救急医学分野
畠 山 淳 司	国立病院機構東京医療センター救命救急センター
近 藤 　 豊	順天堂大学医学部附属浦安病院救急診療科准教授
一 二 三 亨	聖路加国際病院救急部副医長
櫻 本 秀 明	茨城キリスト教大学看護学部看護学科准教授
川 崎 達 也	静岡県立こども病院小児集中治療センター長
西 田 岳 史	大阪急性期・総合医療センター高度救命救急センター
山 川 一 馬	大阪急性期・総合医療センター高度救命救急センター
飯 田 有 輝	海南病院リハビリテーション技術科理学療法士
對 東 俊 介	広島大学病院診療支援部リハビリテーション部門理学療法士
西 岡 心 大	長崎リハビリテーション病院人材開発部副部長・栄養管理室室長
中 村 謙 介	日立総合病院救命救急センターセンター長
劔 持 雄 二	東海大学医学部付属八王子病院看護部集中ケア認定看護師
鎌 田 未 来	東京ベイ・浦安市川医療センター ICU/CCU/SCU 急性・重症患者看護専門看護師
宇 都 宮 明 美	京都大学大学院医学研究科臨床看護学講座急性・重症患者看護専門看護師
河 合 佑 亮	藤田医科大学病院看護部集中ケア認定看護師

巻頭言

　集中治療の進歩により，重症病態の救命率は著しく改善してきている．一方で，ICU に長期間入室した生存者の多くは，退院後も長期にわたり身体的，精神的な問題を抱え，社会復帰が困難となっていることが明らかになり，集中治療後症候群（PICS）として認識されてきている．さらに，家族への影響も甚大である．少子高齢化が進む中で，救命率が向上するにつれ，要介護となる人々が増える構図は社会的に健全な状態とは言えず，救急・集中治療の存在自体が揺るぎかねないパラドキシカルな問題をはらんでいる．

　集中治療は，集中治療を受ける患者の救命の先にある社会復帰を目標とすべきものである．このためには，集中治療に携わる医師・スタッフのみならず，集中治療に直接関わらない医療従事者との連携も含めて社会全体で取り組むべき課題であると考える．近い将来，超高齢化社会は確実に到来する．今こそ，われわれが直面する PICS について改めて考え，ICU を退室した患者一人一人の「生活の質」の改善に，少しでも寄与できる対策を打ち立てる必要がある．そのため，日本集中治療医学会では，「PICS 対策・生活の質改善検討委員会」を立ちあげ，積極的に活動を行っている．本書はその委員長であり，日本における PICS 研究の第一人者である井上茂亮先生を中心に立案され，それぞれの分野のトップランナーが執筆している．2018 年に提唱されたばかりの小児 PICS についても詳しく書かれており，これほどまでに詳細にあらゆる側面から PICS についてわかりやすく書かれた書物は他にない．まさに "All About PICS" というべき内容となっている．

　PICS は単に医療問題ではなく社会問題としてとらえていく必要がある．本書が，集中治療に携わる医療従事者のみならず，広く人々に読まれ，健康寿命の長い高齢化社会に実現の一助となれば幸いである．

2020 年 1 月吉日

藤田医科大学医学部　麻酔・侵襲制御医学講座

西田　修

目　次

なぜ今 PICS なのか？

I

PICSの背景因子

- ☑ 高齢者人口の増加は日本ならびに世界各国が抱える大きな社会問題である.
- ☑ 医療技術の革新的な進化により ICU の患者の救命はある程度可能になったものの, ICU 患者の長期予後はまだ改善していない.
- ☑ PICS とは成熟した現代の急性期医療や集中治療の最終型であり, 重症患者の長期予後を見据えて PICS を予防し, いかに ICU 患者およびその家族に質の高い生活を提供できるかが今後の ICU における大きな課題である.

世界は高齢化している

わが国の総人口は, 平成 29 (2017) 年 10 月 1 日時点, 1 億 2,671 万人となっている. 65 歳以上の高齢者人口は, 3,515 万人となり, 総人口に占める割合 (高齢化率) も 27.7％となった. 内閣府による平成 30 年度版高齢社会白書では, 高齢者人口のうち,「65〜74 歳人口」は 1,767 万人で総人口に占める割合は 13.9％,「75 歳以上人口」は 1,748 万人で, 総人口に占める割合は 13.8％と記載されている[1]. 高齢者人口の増加は日本が抱える大きな社会問題で, 2030 年には 65 歳以上人口は総人口の約 32％を占めると推測されている[2]. しかしながらこのような高齢化の動向は本邦に限ったことではなく, 世界的な潮流である. 日本のみならず, 欧米などの先進国, 中国や韓国などの多くのアジア諸国でも国民の平均年齢は上昇しており, 2050 年にはアフリカ・中東諸国を除く世界の大半が総人口における 65 歳以上高齢者の割合が 20％を超え, 超高齢社会に突入する[3]. 今後半世紀で世界の高齢化は急速に進展し, 平成 27 (2015) 年の世界の総人口は 73 億 4,947 万人であり, 2060 年には 101 億 8,429 万人になると見込まれている[1]. 総人口に占める 65 歳以上の人の割合 (高齢化率)

は，昭和25（1950）年の5.1％から平成27（2015）年には8.3％に上昇しているが，さらに2060年には18.1％にまで上昇するものと見込まれており，今後半世紀で全世界的に高齢化が急速に進展すると思われる．

増加する敗血症と長期予後

人口の高齢化と医療技術の進歩に伴い高齢者の手術が増加傾向にあり，また内科治療の適応拡大なども相まって集中治療を必要とする高齢者が年々増加し，成人を中心とした集中治療部では高齢者の管理が重要事項となった．平成30年度版高齢社会白書では65歳以上の高齢者の受療率が高い主な傷病をみると，外来では，「高血圧性疾患」・「脊柱疾患」であり，入院では，「脳血管疾患」・「悪性新生物（がん）」となっている[1]．高齢者の死因をみると，死亡率（65歳以上人口10万人当たりの死亡数）は，平成27（2015）年において「悪性新生物（がん）」が最も多く次いで「心疾患（高血圧性を除く）」「肺炎」の順になっており，これら3つの疾病で高齢者の死因の半分を占めている．また肺炎などを契機とした敗血症の増加も本邦の高齢化社会において重要な問題である．65歳以上の高齢者は敗血症患者の約60％であり，その死亡者数の約80％を占める[4]．加齢は敗血症患者での死亡率の予後不良因子の1つとして知られており[5]，日本では敗血症患者の平均年齢が年々上昇している．また，約2,000名の敗血症患者を対象とした2つの多国籍RCTでは，ICUを退室した患者の1/3は6カ月後以内に死亡しており，残り1/3は6カ月後に何らかの機能障害が残存しADL（activities of daily living）が障害されていた[6]．このように，今後はICUを退室した患者の長期予後をいかに改善するかが大きな課題である．

ICU患者における長期的な運動機能・認知機能・精神の障害

近年ICU患者における長期的な運動機能・認知機能・精神の障害としてさまざまな報告がなされるようになった．例えば，4日以上の人工呼吸器管理の患者の25～80％および敗血症の患者の50～75％にICU-acquired weaknessを含めた運動機能障害が発生し，また何年も衰弱した状態が遷延している[7,8]．また認知機能障害は，患者の30～80％で発症し，記憶・処理・計画・問題解決・視覚空間認識[7-9]が障害されている．これらは数カ月にわたって改善することができるが，急性呼吸促迫症候群（acute respiratory distress syndrome：ARDS）の患

者の25%は6年後も依然として認知障害が遷延するという報告もある[10]．65歳以上の重度敗血症患者では，敗血症後8年後も障害が遷延している可能性もあり[7-9]，うつ・不安・睡眠障害が数カ月から数年続くことがある[7, 8]．10～50%の患者が心的外傷後ストレス障害（posttraumatic stress disorder：PTSD）の症状を有し，これは8年間持続する可能性がある[8, 9, 11]．これらの運動機能・認知機能・精神状態の変化は，患者の社会経済的地位および生活の質に多大な影響を及ぼす．ARDS患者の約半数は1年後に日常生活の活動の助けなどの介護者支援を必要とし，ARDS患者の約50%しか退院後1年目に職場復帰できていないという報告もある[10]．4日以上人工呼吸器を装着された患者のたった10%未満しか1年後に完全な社会復帰ができていない[7-9, 11, 12]．

PICSとは

　上述のようにICU患者の長期予後や生活の質はいまだ改善していないため，2012年Society of Critical Care Medicine（SCCM）は集中治療後症候群post-intensive care syndrome（PICS）という概念を提唱した[8, 12]．PICSとは，ICU在室中あるいはICU退室後，さらには退院後に生じる身体障害・認知機能・精神の障害で，ICU患者の長期予後のみならず患者家族の精神にも影響を及ぼす．この概念の創設には，SCCMおよび国際的な専門家，共同委員会，国立衛生研究所，プライマリケア，リハビリテーション，理学療法，作業療法，言語聴覚，長期ケア，緩和ケア，患者，家族，患者擁護団体などさまざまな団体が含まれている．そしてこれらの会議の参加者は，さまざまな出版物やプレゼンテーションを通じて，医療従事者のPICSに対する意識向上に向けた取り組みを展開している[13]．ICU入院後に生存した患者とその家族に対して，集中治療後の長期的影響についての意識を高めることは重要で，集中治療後の長期的影響に関するさまざまな情報は患者およびその家族の恐怖を減らし，退院後の外来フォローアップの重要性を広めることができる．このように，市民および医療従事者へのPICSの啓発活動は2010年以降の集中治療医学における解決すべき重要課題になりつつある．このPICSは近年の救急・集中治療領域のホットトピックスの1つであり，2012年に提唱されて以来，年々PICSに関する文献は増加している．とくに少子高齢化，患者の高齢化，敗血症の増加が顕著である本邦においては，PICSは大きな社会問題となりうる可能性がある 図1-1．

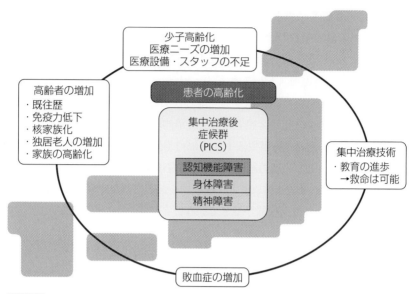

図 1-1 PICS は，日本の少子高齢化社会を反映した新たな医療問題である

❷ 参考文献

1) 内閣府．平成29年度版高齢社会白書．http://www8.cao.go.jp/kourei/whitepaper/w-2017/zenbun/29pdf_index.html.

2) 総務省．情報通信白書．http://www.soumu.go.jp/johotsusintokei/whitepaper/ja/h24/html/nc112120.html. 平成24年度版.

3) Petsko GA. A seat at the table. Genome Biology. 2008; 9: 113.

4) Javadi P, Buchman TG, Stromberg PE, et al. Iron dysregulation combined with aging prevents sepsis-induced apoptosis. J Surg Res. 2005; 128: 37-44.

5) Martin GS, Mannino DM, Moss M. The effect of age on the development and outcome of adult sepsis. Crit Care Med. 2006; 34: 15-21.

6) Yende S, Austin S, Rhodes A, et al. Long-term quality of life among survivors of severe sepsis: Analyses of two international Trials. Crit Care Med. 2016; 44: 1461-7.

7) Desai SV, Law TJ, Needham DM. Long-term complications of critical care. Critical Care Med. 2011; 39: 371-9.

8) Needham DM, Davidson J, Cohen H, et al. Improving long-term outcomes after discharge from intensive care unit: Report from a stakeholders' conference. Crit Care Med. 2012; 40: 502-9.

9) Brummel NE, Balas MC, Morandi A, et al. Understanding and reducing disability in older adults following critical illness. Crit Care Med. 2015; 43: 1265-75.

JCOPY 498-16620

10) Briegel I, Dolch M, Irlbeck M, et al. Quality of results of therapy of acute respiratory failure: Changes over a period of two decades. Der Anaesthesist. 2013; 62: 261-70.

11) Wintermann GB, Brunkhorst FM, Petrowski K, et al. Stress disorders following prolonged critical illness in survivors of severe sepsis. Crit Care Med. 2015; 43: 1213-22.

12) Elliott D, Davidson JE, Harvey MA, et al. Exploring the scope of post-intensive care syndrome therapy and care: Engagement of non-critical care providers and survivors in a second stakeholders meeting. Crit Care Med. 2014; 42: 2518-26.

13) Harvey MA, Davidson JE. Postintensive care syndrome: right care, right now...and later. Crit Care Med. 2016; 44: 381-5.

〈井上茂亮〉

Q2 ▶ PICS とは何か，3 つのドメインは？

A ▶
POINT

☑ PICS とは，ICU 在室中あるいは ICU 退室後，さらには退院後に生じる身体障害・認知機能・精神の障害で，ICU 患者の長期予後のみならず患者家族の精神にも影響を及ぼす．

☑ PICS の予防には，せん妄予防，早期リハビリテーション，家族の介入，フォローアップを組み込んだ ABCDEFGH バンドルを ICU 入室時から退院後まで実施することが重要である．

PICS とは

2012 年 Society of Critical Care Medicine（SCCM）は集中治療後症候群 post-intensive care syndrome（PICS）という概念を提唱した[1, 2]．PICS とは，ICU 在室中あるいは ICU 退室後，さらには退院後に生じる身体障害・認知機能・精神の障害で，ICU 患者の長期予後のみならず患者家族の精神にも影響を及ぼす 図2-1．この概念の創設には，SCCM および国際的な専門家，共同委員会，国立衛生研究所，プライマリケア，リハビリテーション，理学療法，作業療法，言語聴覚，長期ケア，緩和ケア，患者，家族，患者擁護団体などさまざまな団体が含まれている．

PICS の 3 つのドメイン

❶運動機能障害

救急集中治療医学の進歩によって，重症患者の死亡率は低下したが，ICU 生存患者の中には，重篤な運動機能障害が長期間残存していることが明らかになってきた．例えば，急性呼吸窮迫症候群（acute respiratory distress syndrome：ARDS）罹患後，5 年経過しても 6 分間歩行距離は予測値の 76％にとどまったと

JCOPY 498-16620

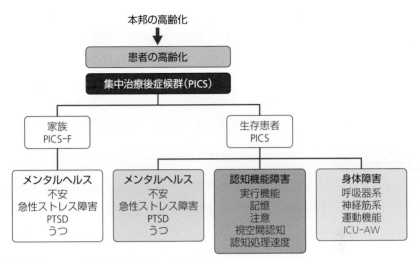

本邦の高齢化

患者の高齢化

集中治療後症候群（PICS）

家族 PICS-F	生存患者 PICS

メンタルヘルス
不安
急性ストレス障害
PTSD
うつ

メンタルヘルス
不安
急性ストレス障害
PTSD
うつ

認知機能障害
実行機能
記憶
注意
視空間認知
認知処理速度

身体障害
呼吸器系
神経筋系
運動機能
ICU-AW

図2-1 集中治療後症候群（PICS）とは

する報告がある．これは，集中治療後症候群（postintensive care syndrome：PICS）の運動機能障害に分類され，肺機能障害，神経筋障害，全般的身体機能障害が包含される．特に重症疾患の罹患後に左右対称性の四肢のびまん性の筋力低下を呈する症候群を ICU-acquired weakness（ICU-AW）と呼び，PICS の運動機能障害の中で最も重要なカテゴリーである．

ICU-AW の罹患により，人工呼吸期間が延長するとともに，ICU 滞在日数や在院日数の増加，さらには死亡率も上昇する．また，後遺症としての四肢麻痺は数週から数カ月で回復するとされるが，時に数カ月から数年にわたって重症疾患後の生存患者の運動機能を低下させる．女性，敗血症，異化亢進，多臓器不全，全身性炎症反応症候群，長期人工呼吸管理，不動化，高血糖，糖質コルチコイドの使用，筋弛緩薬の使用などが ICU-AW 発症の危険因子と考えられている[3]．ICU-AW に対する有効な治療法は確立していないため，早期リハビリテーション，電気筋刺激，血糖管理などの予防策の有効性が期待されている．

❷認知機能障害

ICU 患者は一般に認知機能障害を合併しやすいことが知られている[4]．認知機能障害は，ICU 退室患者の 30〜80％に発症する[5, 6]．認知機能が障害された高齢者は，死亡率増加のリスク因子であるだけでなく，医療費の増加にも関連し，

さらに家族の大きな負担となるため，社会問題である．ICU で遭遇する認知機能障害の多くはせん妄であるが，うつ病の発症による認知機能障害や高齢者では認知症の悪化なども認められる．これらをまとめて，ICU における認知機能障害の3Ds（delirium：せん妄，dementia：認知症，and depression：うつ）と呼んでいる[7]．ICU 治療後の認知機能障害の病態についてはいまだに解明されていない．脳機能障害が明瞭化したものかもしれないが，今後の研究結果が期待される．

❸精神機能障害

うつ病，不安，心的外傷後ストレス障害（posttraumatic stress disorder：PTSD）が PICS の精神障害を構成する要素である．重症患者の生存者のうち，30％はうつ状態に苛まれ，70％は不安に苦しみ，10～50％は PTSD を発症する[5,6]．そのため，可能な限り精神的なアセスメントを行い，適切な対応が必要である．ICU 治療後の精神障害の病態については，不眠や睡眠の質の低下が一因とも報告されているが，現在も各研究が続けられており，今後の成果が待たれるところである．

患者家族における PICS

PICS は生存している ICU 患者でのみで発生する一方，PICS-F（postintensive care syndrome-family）は生存者および非生存者の家族で発生しうる．家族における長期的な影響は，心理的，身体的，社会的な要因がある[1]．患者の家族のおよそ 10～75％が何らかの不安症状を抱え，8～42％の患者は PTSD の症状を有する[8]．家族の 33％が患者退院時の不安やうつ病の治療薬を服用し，このような家族の精神障害は，何年も続く可能性がある[8-11]．患者が死亡した場合，家族は喪失感に苛まれ，長期間複雑な悲しみに苛まれる．このような家族が抱える精神的ストレスは，彼らがもともと抱えている健康問題を悪化させうる．このように家族は常にさまざまなストレスの脅威にさらされている．家族はまた，患者の介護のために休暇をとる必要があるだけでなく，高額な医療費が発生した場合，その支払のために経済的に破綻する場合もある．近年の ICU の患者家族の対応に関するガイドラインでは，家族の不安やストレスを取り除くために，患者家族に教育を行うこと，チラシを用いた情報提供を行うこと，日記の活用など，家族の睡眠ケア，家族と医療従事者の定期的なカンファレンスにてよいコミュニケー

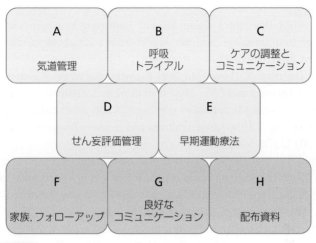

A 気道管理	B 呼吸トライアル	C ケアの調整とコミュニケーション
D せん妄評価管理	E 早期運動療法	
F 家族, フォローアップ	G 良好なコミュニケーション	H 配布資料

図 2-2 PICS 予防のための ABCDEFGH バンドル

ションを構築することなどが盛り込まれている [12]. このように，今後は ICU 医療従事者や施設が，患者のみならずその家族の PICS 対策にも積極的に取り組むことも大きな課題の 1 つである.

PICS の予防

　最後に PICS 予防策を包括するために，ABCDEFGH バンドルを紹介する 図2-2. ABCDE バンドルとは，ICU 患者におけるせん妄・ICU-acquired weakness を予防するためのバンドル（束: 全部やる）で，A: 気道管理（Airway management），B: 呼吸トライアル（Breathing trials），C: ケアの調整とコミュニケーション（Coordination of Care and Communication），D: せん妄評価（Delirium assessment），E: 早期運動療法（Early mobility）から成り立つ. この ABCDE バンドルに新たに FGH の要素を加えることで，PICS の予防になる可能性がある [13]. FGH とは，F: 家族の介入，フォローアップの紹介，機能的な調整（Family involvement, Follow-up referrals and Functional reconciliation），G: 良好なハンドオフコミュニケーション（Good handoff communication），H: PICS と PICS-F の配布資料（Handout materials on PICS and PICS-F）であり，FGH を ABCDE バンドルに組み，実行することが PICS の予防に重要である [13, 14].

❷ 参考文献

1）Needham DM, Davidson J, Cohen H, et al. Improving long-term outcomes after discharge from intensive care unit: Report from a stakeholders' conference. Crit Care Med. 2012; 40: 502-9.

2）Elliott D, Davidson JE, Harvey MA, et al. Exploring the scope of post-intensive care syndrome therapy and care: Engagement of non-critical care providers and survivors in a second stakeholders meeting. Crit Care Med. 2014; 42: 2518-26.

3）Kress JP, Hall JB. ICU-acquired weakness and recovery from critical illness. N Engl J Med. 2014; 370: 1626-35.

4）Ehlenbach WJ, Hough CL, Crane PK, et al. Association between acute care and critical illness hospitalization and cognitive function in older adults. JAMA. 2010; 303: 763-70.

5）Harvey MA. The truth about consequences--post-intensive care syndrome in intensive care unit survivors and their families. Crit Care Med. 2012; 40: 2506-7.

6）Myers EA, Smith DA, Allen SR, et al. Post-ICU syndrome: Rescuing the undiagnosed. JAAPA. 2016; 29: 34-37.

7）Mandebvu F, Kalman M. The 3 Ds, and newly acquired cognitive impairment: issues for the ICU nurse. Crit Care Nurs Q. 2015; 38: 317-26.

8）Davidson JE, Jones C, Bienvenu OJ. Family response to critical illness: Postintensive care syndrome-family. Crit Care Med. 2012; 40: 618-24.

9）Jezierska N, Borkowski B, Gaszyński W. Psychological reactions in family members of patients hospitalised in intensive care units. Anaesthesiol Intensive Ther. 2014; 46: 42-5.

10）Netzer G, Sullivan DR. Recognizing, naming, and measuring a family intensive care unit syndrome. Ann Am Thoracic Soc. 2014; 11: 435-41.

11）Sullivan DR, Liu X, Corwin DS, et al. Learned helplessness among families and surrogate decision-makers of patients admitted to medical, surgical, and trauma ICUs. Chest. 2012; 142: 1440-6.

12）Davidson JE, Aslakson RA, Long AC, et al. Guidelines for family-centered care in the neonatal, pediatric, and adult ICU. Crit Care Med. 2017; 45: 103-28.

13）Davidson JE, Harvey MA, Bemis-Dougherty A, et al. Implementation of the pain, agitation, and delirium clinical practice guidelines and promoting patient mobility to prevent post-intensive care syndrome. Crit Care Med. 2013; 41: S136-S145.

14）Davidson JE, Harvey MA, Schuller J, et al. Post-intensive care syndrome: What is it and how to help prevent it. Am Nurse Today. 2013; 8: 32-8.

〈井上茂亮〉

Q3 ▶ どのような年齢層や性別が PICS に陥りやすいか？

A POINT

☑ PICS リスク因子としての年齢層・性別については現時点でははっきりしていない.

☑ 運動機能障害では女性, 高齢, 認知機能障害では高齢, 精神障害では女性, 若年者がリスク因子であるという報告がみられる.

PICS と年齢層, 性別

　ICU 退室後, 退院後の生命予後に関しては高齢者で死亡率が高いことは知られている. しかし, 機能予後に関してはそう単純ではない. 例えば, 目に見えてわかりやすい運動機能障害が高齢者で目立つことから, 高齢は PICS のリスクと思われがちだが, PICS は必ずしもそうではない. 例えば, 後述するように精神障害は若年層の方が多いとする報告がよくみられる. また, 特定の患者集団が PICS のリスクが高いとされていても, それ以外の患者集団でも PICS はそれなりの頻度でみられることは注意しておきたい.

　さらに, PICS の観察研究は小規模なものが多く, 確立されたリスク因子と言えるほどのものは少ない. 性別, 年齢についても同様であり, リスク因子として報告があっても, 現時点でははっきりしていないのが実情である. 加えて, PICS に関する報告のほとんどが海外からのものであり, 本邦からの報告はきわめて少ない. 特に高齢者をとりまく医療福祉, 社会環境, 経済, 死生観の状況は本邦と海外とで大きく異なるため, 海外での PICS における各年齢層リスクがそのまま本邦に適用できるとは限らない.

　以下では, PICS の3つのドメイン, および健康関連 QOL のそれぞれにおけるリスクとなる年齢層, 性別について述べる.

運動機能障害

PICS の運動機能障害，特に ICU-AW（ICU-acquired weakness）のリスク因子については，4 施設の ICU において 7 日間以上人工呼吸器管理を要した 95 例前向き観察研究で，女性が ICU-AW（論文では ICU-acquired paresis）の有意な独立危険因子（オッズ比 4.66）と報告しており[1]，理由としては女性の筋肉量が少ないことが考察されている．ただし，本研究結果は ICU-AW の診断基準が定まった 2009 年より古い報告であることに注意されたい．年齢については，ICU-AW のリスク因子とする報告は見当たらない．一方，後述するように健康関連 QOL において運動機能に関連しうる手段的日常生活動作は高齢者の方が低下しやすいとの報告がある．

ただし，各種総説では年齢，性別をあげている文献はほとんどない．おそらく，他の ICU-AW のリスク因子（特に高度の炎症）に比して大きな要因ではないであろうことが推察される．高齢入院患者では運動機能障害が特に目立つが，これは廃用症候群の部分が大きく，ICU-AW とは異なる運動機能障害であるため区別が必要である．

認知機能障害

重症疾患により ICU に入室した患者の認知機能障害である CIACI（cognitive impairment after critical illness）の発生機序としては，理論上では脆弱な生体の神経変性が重症疾患による侵襲によってさらに加速するものと考えられており[2]，脆弱な生体としては高齢者も含まれる．

ICU におけるせん妄に関しては，高齢者がリスク因子であることが知られている．敗血症罹患前に認知機能が正常な患者 447 例の前向き観察研究においては，加齢，女性が認知機能障害のリスク因子であることが報告されている（それぞれオッズ比 1.09，2.61）[3]．また，保険会社のデータベース解析では，ICU から生存退院した 10,348 例において，高齢者では認知症の新規発症リスクが集中治療を受けていない同一年齢層の対照群と比較して 1.61 倍高いという結果が報告されている．

一方，高齢者だけでなく若年者でも軽度の認知機能障害が 1 年たっても遷延しており，認知機能障害が起こりにくそうと思われがちな若年者でも認知機能ス

JCOPY 498-16620

クリーニングを忘れないようにする必要がある.

精神障害

　PICS における精神障害としては，主に不安，抑うつ，心的外傷後ストレス障害（posttraumatic stress disorder：PTSD）が研究されてきている．抑うつについては，ARDS 生存患者 74 例の前向き観察研究において，若年者，女性が予測因子であると報告している．PTSD については，一般的には女性の方が罹患しやすいことが広く知られており，ICU 退室後の PTSD を対象とした研究 9 報のシステマティックレビュー[4] においても，女性，若年者が PTSD のリスク因子であるとした報告は複数ある．

　PICS-F については，患者が若年，低年齢（特に小児）である場合がリスクとして報告されており，その他には家族が女性，若年者であることもリスク因子として報告されている．

　以上より，精神障害に関しては若年，女性がリスク因子であるという傾向がみられる．

健康関連 QOL

　年齢については，ICU において 48 時間以上の人工呼吸管理を要した 817 例の前向き観察研究[5] において，手段的日常生活動作低下リスクが高齢者の方が高いと報告されている．また，ARDS 生存退院患者 109 例の前向き観察研究では，SF-36 身体機能スコアの回復は 52 歳をカットオフとして若年群の方が有意に早かったとする報告がある．ICU に入室した原因別での 100 例の検討[6] では，敗血症患者と非敗血症患者で EQ-5D に有意差がみられなかったが，60 歳以上に限定すると，敗血症患者の方が有意に中等度以上の問題をかかえていたと報告している．このように，健康関連 QOL については高齢はリスクの可能性がある．

　健康関連 QOL に関して性別について有意なリスク因子とした報告は現時点ではない．

❯ 参考文献

1) De Jonghe B, Sharshar T, Lefaucheur JP, et al. Paresis acquired in the intensive care unit: a prospective multicenter study. JAMA. 2002; 288: 2859-67.

2) Davis DH, Muniz-Terrera G, Keage HA, et al. Association of delirium with cognitive decline in late life: a neuropathologic study of 3 population-based cohort studies. JAMA Psychiatry. 2017; 74: 244-51.

3) Davydow DS, Hough CL, Langa KM, et al. Presepsis depressive symptoms are associated with incident cognitive impairment in survivors of severe sepsis: a prospective cohort study of older Americans. J Am Geriatr Soc. 2012; 60: 2290-6.

4) Davydow DS, Gifford JM, Desai SV, et al. Posttraumatic stress disorder in general intensive care unit survivors: a systematic review. Gen Hosp Psychiatry. 2008; 30: 421-34.

5) Chelluri L, Im KA, Belle SH, et al. Long-term mortality and quality of life after prolonged mechanical ventilation. Crit Care Med. 2004; 32: 61-9.

6) Contrin LM, Paschoal VD, Beccaria LM, et al. Quality of life of severe sepsis survivors after hospital discharge. Rev Lat Am Enfermagem. 2013; 21: 795-802.

〈福家良太〉

どのような基礎疾患を有する患者がPICSに陥りやすいか？

POINT

- ☑ PICS リスクとなる基礎疾患を示した報告は非常に少ない.

- ☑ 運動機能障害では肺疾患の既往，認知機能障害では抑うつ症状，精神障害ではうつ病，アルコール依存症，健康関連QOL では精神疾患既往がリスク因子とする報告がある.

PICS と基礎疾患

ICU に入室する患者で基礎疾患を有する患者は多い．その一方で，集中治療を受ける患者においては飲酒歴，肥満，糖尿病などを有する場合はむしろ予後が改善したというパラドックスともいえる報告も存在し，一概に基礎疾患があるから予後不良と推測することもできない．加えて，PICS との関連を検討した報告は非常に少ないのが現状である．Q3 でも述べた通り，PICS の疫学研究にはさまざまな課題があるため，性別，年齢と同じく，基礎疾患についてもはっきりしたリスクはあまりわかっていないのが現状である．以下，PICS のドメイン別，および健康関連 QOL についてそれぞれ述べる.

運動機能障害

ICU-AW は重症疾患による全身性の高度炎症性病態を起点としてさまざまな機序で発症する．となれば，理論上は高度な炎症を伴いやすい基礎疾患を有する場合に ICU-AW をきたしやすいことになる．病態としては慢性疾患の急性増悪病態や免疫不全状態などが考えられるが，現時点では，残念ながら基礎疾患とICU-AW との関連性を検討した報告はほとんどない.

糖尿病患者は敗血症罹患率が非糖尿病患者より高くなるが，敗血症での死亡率は非糖尿病患者よりもいいという報告が 2000 年以降複数報告されており，糖尿病での免疫抑制が敗血症の高度炎症を抑制しているためと考察されている．しか

I
PICSの背景因子

し，糖尿病患者では敗血症罹患時のストレス性高血糖をきたしやすく，高血糖が ICU-AW のリスクともなりうることが知られている以上，運動機能障害に糖尿病が寄与するかについては現状不明である．

急性肺傷害生存患者 203 例の前向き観察研究 [1] では，1 年後の 6 分間歩行距離において，肺疾患の既往が有意なリスク因子であったとした一方で，併存疾患スコアである Charlson comorbidity index は有意なリスク因子ではなかった．

認知機能障害

ICU におけるせん妄については，リスクとなる基礎疾患として，高血圧症，アルコール依存症，認知症，喫煙歴が知られており [2]，それ以外に教育を受けた年数の少なさなども報告されている．ICU におけるせん妄は退院後の認知機能低下と関連していることも広く知られているが，せん妄リスク因子が退院後の認知機能低下のリスク因子となるかは三段論法に過ぎず，現状報告がない．

敗血症患者の大規模研究では，敗血症罹患前の抑うつ症状が敗血症罹患後の認知機能障害の有意なリスク因子と報告している [3]．もともとうつ病が認知機能障害リスク増加のリスク因子として知られており，矛盾しない．

精神障害

うつ病の既往は，ICU 退室後のうつ再発のリスク因子として知られている．また，ARDSnet による ARDS 生存患者 698 例の前向き観察研究 [4] では，アルコール依存症が有意なリスク因子であった．その他には，基礎疾患ではないが，失業中であることもリスクとして報告されている．

健康関連 QOL

急性肺傷害生存患者の観察研究では，精神疾患既往が SF-36 の身体機能スコアの低下リスク因子として報告されている．

JCOPY 498-16620

❯ 参考文献

1) Needham DM, Wozniak AW, Hough CL, et al. Risk factors for physical impairment after acute lung injury in a national, multicenter study. Am J Respir Crit Care Med. 2014; 189: 1214-24.

2) Dubois MJ, Bergeron N, Dumont M, et al. Delirium in an intensive care unit: a study of risk factors. Intensive Care Med. 2001; 27: 1297-304.

3) Davydow DS, Hough CL, Langa KM, et al. Presepsis depressive symptoms are associated with incident cognitive impairment in survivors of severe sepsis: a prospective cohort study of older Americans. J Am Geriatr Soc. 2012; 60: 2290-6.

4) Huang M, Parker AM, Bienvenu OJ, et al. Psychiatric symptoms in acute respiratory distress syndrome survivors: a 1-year national multicenter study. Crit Care Med. 2016; 44: 954-65.

〈福家良太〉

Q5 ▶ ICU ケアからみた PICS の原因は？
（治療介入因子，環境因子，精神因子）

A POINT

- ☑ ICU における多くの治療介入は PICS リスク因子となる．
- ☑ 光や音をはじめとする ICU 環境因子は睡眠障害やせん妄の原因となる．
- ☑ ICU 患者は妄想的記憶を有しやすく，精神障害や認知機能障害の原因となる．
- ☑ ICU 患者は目視観察評価よりも眠れていないことが非常に多く，睡眠障害は ICU 退室後も残存し，精神障害リスクとなる．

ICU の治療環境

　ICU は，自宅はもちろんのこと，一般病棟とも大きく異なる環境であり，そのような環境に曝露されることによる弊害は多数報告されるようになった．ICU 患者の救命率が大きく進歩した現在，ただ救命するだけではなく，PICS を意識したより質の高い救命が求められており，ICU 治療環境は再考すべき時期にきている．では，ICU 環境の何が ICU 患者に特に悪影響を与えるのか？　以下では治療介入因子，環境因子，精神因子に分けて解説する．また，これらをまとめた 表5-1 を参照されたい．

治療介入因子

　PICS の要因とする明確なエビデンスがそれほどあるわけではないが，少なくともあらゆる治療介入は何らかの侵襲を伴う．無論，PICS リスク因子の可能性があるからといって必要な治療を行わないのは本末転倒である．逆に言えば，リスク因子かつ妥当性に乏しい治療介入因子は回避すべきであろう．

　人工呼吸管理に伴う PICS リスクは多い．横隔膜機能不全による呼吸機能低

JCOPY 498-16620

表 5-1 各種因子と PICS リスク

	治療介入因子	環境因子・精神因子
運動機能障害	鎮静 不動 ステロイド 人工呼吸管理 補助循環装置	行動制限（抑制）
認知機能障害	ベンゾジアゼピン系薬 抗菌薬（特にセファロスポリン系） インスリン（低血糖）	妄想的記憶 音（アラーム音，機械駆動音，スタッフの声など） 光（人工光） 日内リズム消失 絶食
精神障害	ベンゾジアゼピン系薬 オピオイド 体位変換（睡眠障害） バイタル測定（睡眠障害）	疾病への不安 社会・経済的不安 面会制限 閉鎖空間 妄想的記憶 睡眠障害
PICS-F	鎮静による患者との意思疎通困難	面会制限 睡眠障害 病状の説明不足 予期悲嘆 個人や家族内紛争
人工呼吸器装着期間やICU 在室期間を延長させるもの		ICU 関連感染症 リスクの低い患者への胃酸分泌抑制薬 各種薬剤・輸血の重篤な副作用

下，鎮静薬，特にベンゾジアゼピン系によるせん妄，気管チューブ圧迫に伴う嚥下機能障害やせん妄や不眠，人工呼吸器関連肺炎による装着期間延長や ICU 在室期間延長，高酸素血症による ICU-AW リスク増加などである．看護ケアにおいても，体位変換や気道吸引，頻回のバイタル測定は患者に苦痛や睡眠を妨げる要因となる．

薬剤や輸血の副作用や薬物相互作用も PICS への影響が出る可能性がある．特に薬剤による腎障害は ICU 在室期間延長や腎代替療法の使用などに関連しうる．抗菌薬においては，薬剤熱，*Clostridioides difficile* 感染を含む抗菌薬関連下痢症，抗菌薬関連脳症なども生じる．過剰輸液や輸血では肺うっ血に伴う呼吸状態の悪化から人工呼吸器装着期間延長をきたしうる．また，頻度は少ないものの輸血関

連急性肺傷害（transfusion-related acute lung injury：TRALI）にも注意が必要である．さらに頻回採血に伴う医原性貧血は輸血への曝露機会を増加させる．ステロイドに関しては，たんぱく異化に伴う緩徐な筋力低下がよく知られている一方で，ICU-AW のリスクとも言われていたが，現在では定まっていない．また，質は高くないが，ステロイドが PTSD リスクやせん妄リスクをむしろ減少させるとする RCT が 1 報ずつ存在する．消化管出血リスクが低い ICU 患者においては経腸栄養を受けている場合は胃酸分泌抑制薬の使用により肺炎リスクが増加することが報告されている．

　ICU で問題となる各種の ICU 関連感染症も ICU 曝露期間延長となりうる．具体的には，カテーテル関連血流感染症，人工呼吸器関連肺炎，カテーテル関連尿路感染症の 3 つが主体であり，この他に *Clostridioides difficile* 感染，無石性胆嚢炎，カテーテル刺入部や褥瘡からの皮膚軟部組織感染症，経鼻胃管による副鼻腔炎などがあげられる．感染した病原菌が薬剤耐性菌や真菌であった場合は予後不良になりやすい．

環境因子・精神因子

　環境因子と精神因子はオーバーラップするところが多いため，まとめて解説する．ICU 特有の環境に曝露された患者においては，特に認知機能やメンタルヘルスへの影響が懸念される．ICU の病室は人工光，アラーム音，装置の駆動音，スタッフの声など，患者が快適に過ごす上では不快なものが多く，夜間においては睡眠障害やせん妄の要因となる．窓の位置，壁の色，光，音など，ICU の環境整備を行うことでせん妄を予防できたとする報告[1]があることからも，これらの環境因子がせん妄に与える影響が見えてくる．

　ICU 患者への精神面への負担は非常に大きい．ただでさえ人工呼吸管理中は意思疎通が難しい，疼痛をはじめとする種々の症状に悩まされる，多数のカテーテルなどが挿入されている，体動が難しい，眠れない，といった不快感があり，実際に人工呼吸器患者 250 例の調査では，「不快な記憶はない」と答えた患者は 1 人もいなかった．さらには，自分の疾患への不安，家族との面会時間制限，社会・経済的不安といった要素もある．

　報告によりばらつきがあるが，ICU 患者の 2〜5 割程度は ICU での記憶がない．そして，記憶があったとしてもさまざまであり，正確でないものも含まれて

いる．ICU 患者における 3 つの記憶「現実的記憶」「感情的記憶」「妄想的記憶」のうち，妄想的記憶は，現実にあった事実を忘れ，夢（時に悪夢）が鮮明になることで記憶の置き換えが生じていて，この妄想的記憶や記憶の欠如は精神障害（不安，抑うつ，PTSD）や認知機能障害のリスクになるとされている．

また，ICU 患者に付きまとうのが睡眠障害である．PAD ガイドラインが改訂され，睡眠障害が加わって PADIS ガイドラインになったことも，ICU 患者の睡眠がいかに重要かを物語っている．ICU で看護師から「患者は夜間はよく眠っていた」と報告された場合，それは正しいか？　答えは否，と考えた方がよさそうである．ポリソムノグラフィーでみた患者の睡眠時間は看護師の報告の約 1/3 程度しかないことが報告されており[2]，実際の ICU 患者の睡眠は短時間の睡眠と覚醒を繰り返していることもわかっている．ICU 退室後も 7 割の患者が長期にわたって睡眠の質が低下していると訴えており，このような睡眠障害は精神障害のリスクとなる．

PICS-F に関連して，ICU で治療を受けている間の患者の家族も不安や恐怖が原因で睡眠障害をきたすことが知られており，その頻度は約 6 割に及ぶ[3]．その結果，日中に眠気を感じ，15% の意思決定者は眠気による理解力の低下がみられており[4]，家族に病状説明などを行ってもちゃんと理解できているか懸念がある．一言「眠れていますか？」と声をかけるのも家族の睡眠障害を拾い上げる 1 つの方法である．

❷　参考文献

1）Zaal IJ, Spruyt CF, Peelen LM, et al. Intensive care unit environment may affect the course of delirium. Intensive Care Med. 2013; 39: 481-8.
2）Aurell J, Elmqvist D. Sleep in the surgical intensive care unit: continuous polygraphic recording of sleep in nine patients receiving postoperative care. Br Med J (Clin Res Ed). 1985; 290:1029-32.
3）Day A, Haj-Bakri S, Lubchansky S, et al. Sleep, anxiety and fatigue in family members of patients admitted to the intensive care unit: a questionnaire study. Crit Care. 2013; 17: R91.
4）Verceles AC, Corwin DS, Afshar M, et al. Half of the family members of critically ill patients experience excessive daytime sleepiness. Intensive Care Med. 2014; 40: 1124-31.

〈福家良太〉

Q 6 ▶ ICU-AW とは何か？ CIM, CIP との関連は？

POINT

- ☑ ICU-acquired weakness（ICU-AW）は重症疾患罹患後に発症するびまん性，左右対称性，弛緩性の筋力低下である．
- ☑ ICU-AW は，筋原性の critical illness myopathy（CIM）と神経原性の critical illness polyneuropathy（CIP）があり，2 つの合併病態を critical illness neuromyopathy（CINM）と称する．
- ☑ ICU-AW の発症は生命予後および長期予後の悪化に関連する．

ICU-AW とは何か

　近年の集中治療医学の発展は目覚ましく，救命に成功する重症患者の数が増加している[1, 2]．それに伴い，生存などの短期アウトカムのみならず，退院後のADL の維持など，長期アウトカムに焦点が当たるようになってきた．

　この長期アウトカムを考えるうえで問題になるのが，重症患者にしばしば発症するびまん性の筋力低下である．集中治療に携わっている医療従事者であれば，救命に成功したものの，単なる廃用症候群では説明がつかない重篤な骨格筋萎縮をきたし，人工呼吸から離脱困難になったり，寝たきりになってしまったりした症例を経験したことがあるだろう．

　ICU-acquired weakness（ICU-AW）とは，このような，重症患者に発生する神経筋障害を表す概念である[2]．ICU-AW の特徴は，びまん性（近位筋／遠位筋の両者），左右対称性，かつ弛緩性の筋力低下が進展する事や，通常脳神経支配領域が保たれる事などである[2]．

　ICU-AW の発症は，死亡率[3, 4]，人工呼吸期間，ICU 在室日数，在院日数の増加[5, 6] などの短期アウトカムを悪化させるのみならず，数カ月から数年にわたっ

JCOPY 498-16620

て生存患者の運動機能を低下させるなど[7, 8]，長期アウトカムを悪化させる．その結果，患者の QOL は大きく損なわれる．患者の機能予後が失われた結果，介護者にかかる精神的，経済的負担も非常に大きい．このように ICU-AW は集中治療医に関連が深い，重要な疾患である．

ICU-AW と CIM, CIP の関連

ICU-AW には critical illness myopathy（CIM）と critical illness polyneuropathy（CIP）があり，2 つの合併病態を critical illness neuromyopathy（CINM）と称する[2] 図6-1．CIP とは，重症疾患が誘因となる運動および感覚神経障害であり，四肢などの遠位筋優位に筋力低下や感覚障害が出現する[2]．CIM とは，同じく重症疾患罹患後に発症する骨格筋障害である[2]．CIP および CIM は単独で発症するよりは，合併することが多く，ICU-AW のうち CINM が最も多いカテゴリーである．次いで CIM が多く，CIP は比較的まれである[2, 5, 6]．

Stevens らのシステマティックレビューによれば[9]，敗血症，多臓器不全，長期人工呼吸などの基準を満たす重症患者の 46%（95% confidence interval 43〜49%）に ICU-AW が発症していたとされる．このように，ICU-AW は非常に罹患率が高い疾患である．

CIM, CIP 発症の病態生理

ICU-AW をより深く理解するためには，その病態生理の理解が欠かせない．CIM の病態として提唱されているのは，炎症による骨格筋異化亢進（ユビキチン

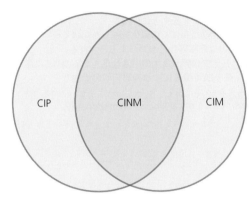

図6-1 **ICU-AW の疾患概念**
（Stevens RD, et al. Crit Care Med. 2009; 37 (10 Suppl): S299–308[2] をもとに作成）
重症疾患罹患後に発生するびまん性の筋力低下を ICU-AW と称する．ICU-AW は筋原性の CIM と神経原性の CIP があり，2 つの合併病態を CINM と称する．
ICU-AW: ICU-acquired weakness,
CIP: critical illness polyneuropathy,
CIM: critical illness myopathy,
CINM: critical illness neuromyopathy

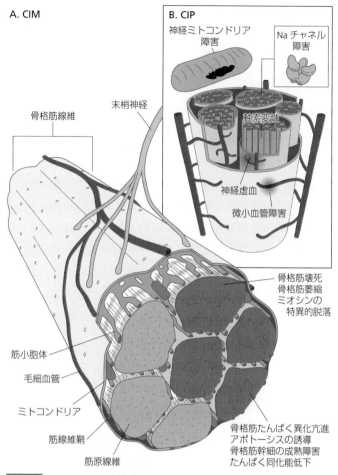

A. CIM

B. CIP
神経ミトコンドリア障害

Na チャネル障害

末梢神経

骨格筋線維

軸索変性

神経虚血

微小血管障害

骨格筋壊死
骨格筋萎縮
ミオシンの
特異的脱落

筋小胞体

毛細血管

ミトコンドリア

筋線維鞘

筋原線維

骨格筋たんぱく異化亢進
アポトーシスの誘導
骨格筋幹細の成熟障害
たんぱく同化能低下

図 6-2　ICU-AW の病態生理

（Kress JP, N Engl J Med. 2014; 370: 1626-35 [11]）をもとに作成）

A：CIM の病態生理．炎症惹起性の骨格筋たんぱくの異化亢進，たんぱく合成/同化能の低下，骨格筋幹細胞の成熟障害などが関与するとされる．

B：CIP の病態生理．電位依存性ナトリウムチャネルの不活性化，ミトコンドリアレベルでの酸素化障害，微小血管障害による神経細胞の虚血などが提唱されている．

ICU-AW：ICU-acquired weakness, CIP：Critical Illness Polyneuropathy, CIM：Critical Illness Myopathy

プロテアソーム経路およびオートファジー経路などのたんぱく分解経路の活性亢進），アポトーシスの誘導，骨格筋幹細胞の成熟過程の阻害，およびたんぱく同化能低下などである [10-13]．

CIP の病因としては，電位依存性ナトリウムチャネルの不活性化，ミトコンドリアレベルでの酸素化障害，微小血管障害による神経細胞の虚血などが提唱されている [14-17]．CIM, CIP の病態の概念図を 図 6-2 に示す．

ICU-AW の治療

それでは，ICU-AW はどのように治療すればよいのだろうか？　残念ながら，これまでに ICU-AW に特異的な，確固たるエビデンスをもつ治療法は知られていない．過去のいくつかの研究によれば，厳格な血糖管理 [18]，早期リハビリテーション [19, 20]，神経電気刺激療法 [21]，栄養療法 [22] などが ICU-AW の治療に有用である可能性がある．今後，上記に述べた分子機構を標的とした，ICU-AW の治療法の開発が期待される．

❯ 参考文献

1） Iwashyna TJ, Cooke CR, Wunsch H, et al. Population burden of long-term survivorship after severe sepsis in older Americans. J Am Geriatr Soc. 2012; 60: 1070-7.

2） Stevens RD, Marshall SA, Cornblath DR, et al. A framework for diagnosing and classifying intensive care unit-acquired weakness. Crit Care Med. 2009; 37（10 Suppl）: S299-308.

3） Ali NA, O'Brien JM Jr, Hoffmann SP, et al. Acquired weakness, handgrip strength, and mortality in critically ill patients. Am J Respir Crit Care Med. 2008; 178: 261-8.

4） Hermans G, Van Mechelen H, Clerckx B, et al. Acute outcomes and 1-year mortality of intensive care unit-acquired weakness. A cohort study and propensity-matched analysis. Am J Respir Crit Care Med. 2014; 190: 410-20.

5） Bednarik J, Lukas Z, Vondracek P. Critical illness polyneuromyopathy: the electrophysiological components of a complex entity. Intensive Care Med. 2003; 29: 1505-14.

6） Koch S, Spuler S, Deja M, et al. Critical illness myopathy is frequent: accompanying neuropathy protracts ICU discharge. J Neurol Neurosurg Psychiatry. 2011; 82: 287-93.

7） Iwashyna TJ, Ely EW, Smith DM, et al. Long-term cognitive impairment and functional disability among survivors of severe sepsis. JAMA. 2010; 304: 1787-94.

8) Herridge MS, Tansey CM, Matté A, et al. Functional disability 5 years after acute respiratory distress syndrome. N Engl J Med. 2011; 364: 1293-304.

9) Stevens RD, Dowdy DW, Michaels RK, et al. Neuromuscular dysfunction acquired in critical illness: a systematic review. Intensive Care Med. 2007; 33: 1876-91.

10) Schefold JC, Bierbrauer J, Weber-Carstens S. Intensive care unit-acquired weakness (ICUAW) and muscle wasting in critically ill patients with severe sepsis and septic shock. J Cachexia Sarcopenia Muscle. 2010; 1: 147-57.

11) Kress JP, Hall JB. ICU-acquired weakness and recovery from critical illness. N Engl J Med. 2014; 370: 1626-35.

12) Ono Y, Sakamoto K. Lipopolysaccharide inhibits myogenic differentiation of C2C12 myoblasts through the Toll-like receptor 4-nuclear factor-κB signaling pathway and myoblast-derived tumor necrosis factor-α. PLoS One. 2017; 12: e0182040.

13) Fanzani A, Conraads VM, Penna F, et al. Molecular and cellular mechanisms of skeletal muscle atrophy: an update. J Cachexia Sarcopenia Muscle. 2012; 3: 163-79.

14) Zink W, Kollmar R, Schwab S. Critical illness polyneuropathy and myopathy in the intensive care unit. Nat Rev Neurol. 2009; 5: 372-9.

15) Latronico N, Bolton CF. Critical illness polyneuropathy and myopathy: a major cause of muscle weakness and paralysis. Lancet Neurol. 2011; 10: 931-41.

16) Filatov GN, Rich MM. Hyperpolarized shifts in the voltage dependence of fast inactivation of Nav1.4 and Nav1.5 in a rat model of critical illness myopathy. J Physiol. 2004; 559: 813-20.

17) Novak KR, Nardelli P, Cope TC, et al. Inactivation of sodium channels underlies reversible neuropathy during critical illness in rats. J Clin Invest. 2009; 119: 1150-8.

18) Hermans G, De Jonghe B, Bruyninckx F, et al. Interventions for preventing critical illness polyneuropathy and critical illness myopathy. Cochrane Database Syst Rev. 2014; 1: CD006832.

19) Schweickert WD, Pohlman MC, Pohlman AS, et al. Early physical and occupational therapy in mechanically ventilated, critically ill patients: a randomised controlled trial. Lancet. 2009; 373: 1874-82.

20) Burtin C, Clerckx B, Robbeets C, et al. Early exercise in critically ill patients enhances short-term functional recovery. Crit Care Med. 2009; 37: 2499-505.

21) Routsi C, Gerovasili V, Vasileiadis I, et al. Electrical muscle stimulation prevents critical illness polyneuromyopathy: a randomized parallel intervention trial. Crit Care. 2010; 14: R74.

22) Hermans G, Casaer MP, Clerckx B, et al. Effect of tolerating macronutrient deficit on the development of intensive-care unit acquired weakness: a subanalysis of the EPaNIC trial. Lancet Respir Med. 2013; 1: 621-9.

〈大野雄康〉

II

身体機能障害

Q ▶ ICU でどのように
7 ICU-AW の診断をすべきか？

A ▶
POINT

- ☑ MRC スコアが 48 点未満で ICU-AW と診断する.
- ☑ CIP と CIM との鑑別に電気生理学的検査や筋生検，神経生検を用いることがある.

ICU-acquired weakness（ICU-AW）の診断

　ICU-AW の診断基準を **表 7-1** に示す[1]．まずは重症患者の筋力の評価を行うことが重要であり，24 時間以上空けて 2 回以上施行した medical research council（MRC）スコアが 60 点満点中 48 点未満，または検査可能な筋の平均 MRC スコアが 4 点未満であり，重症患者に発症した急性の四肢筋力低下であれば ICU-AW の疑いのある患者に該当する．ただし，評価する際には患者が覚醒しており，十分な協力と理解が得られている状態で行うことが理想であり，せん妄などの意識障害がある場合は不適切となる．また，利き腕の握力検査で男性 11 kg 未満，女性 7 kg 未満をカットオフとすると，感度 80.6 ％，特異度 83.2 ％で ICU-AW と診断できたという報告もあり[2]，握力検査により ICU-AW を推測することも不可能ではない．

　次に重症病態以外に筋力低下をきたす疾患がないかどうかのスクリーニングを行う．ギラン・バレー症候群や重症筋無力症，筋萎縮性側索硬化症などの神経筋疾患，頸椎症性脊髄症などの頸髄・脳幹疾患，甲状腺疾患などの内分泌疾患や低カリウム血症・高マグネシウム血症などの電解質異常，ランバート・イートン症候群といった傍腫瘍性症候群，脈管炎神経障害といった血管炎症候群，その他，ポルフィリン症やボツリヌス菌中毒などの鑑別が必要であり，必要時，血液検査や画像検査を行う[3]．これら重症病態以外に筋力低下をきたす疾患がない場合に ICU-AW と診断できる．

JCOPY 498-16620

表7-1 診断基準
(Stevens RD, et al. Crit Care Med. 2009; 37: S299-308[1] より改変)

ICU-acquired weakness（ICU-AW）の診断基準

下記の1かつ2かつ［3 or 4］かつ5を満たす
1. 重症病態の発症後に進展した全身の筋力低下
2. 筋力低下はびまん性（近位筋・遠位筋の両者），左右対称性，弛緩性であり，通常脳神経支配筋は侵されない
3. 24時間以上空けて2回以上行ったMRCスコアの合計が48点未満，または検査可能な筋の平均MRCスコアが4点未満
4. 人工呼吸器に依存している
5. 背景にある重症疾患と関連しない筋力低下の原因が除外されている

MRC: Medical Research Council

MRCスコア： 評価対象部位と徒手筋力テスト

【評価対象部位】

上肢: 手関節伸展，肘関節屈曲（上腕二頭筋），
　　　肩関節外転（三角筋）
下肢: 足関節伸展，膝関節伸展（大腿四頭筋），
　　　股関節屈曲（腸腰筋）

【徒手筋力テスト】

0	筋収縮なし
1	わずかな筋収縮のみ
2	重力を排除した自発運動が可能
3	重力に抵抗して自発運動が可能
4	重力やある程度の受動的抵抗に逆らう運動が可能
5	受動的抵抗に完全に逆らう運動が可能，すなわち正常

上記評価対象部位を徒手筋力テストで評価し（1本の肢につき15点満点），四肢スコアの合計（60点満点）がMRC合計スコアである.

CIP と CIM の鑑別

　ICU-AW は critical illness polyneuropathy（CIP），critical illness myopathy（CIM），あるいは両者が混在する critical illness neuromyopathy（CINM）に分類される[1] が，病初期にカテゴリー分類するのは困難であり，経過中に神経電気生理学的検査や筋生検などから鑑別を行う. CIP は CIM に比して予後が悪く，CIM が数週～月単位で回復するのに対して CIP は年単位で運動機能に後遺症を残すとされており[4]，その鑑別は重要である. 成人 ICU-AW 診断のシステマティック・レビューでは[5]，ICU-AW 診断のために用いられる検査は，身体所見が84％の研究でみられ，筋電図が90％，神経伝導検査が84％であり，多くの研究では複数の検査の組み合わせで診断していた. 直接筋刺激検査や筋生検，神

経生検を施行している研究は多くなかった.

❶筋電図

針筋電図では針電極を筋肉内に刺入して，電極近傍の筋線維電位を観察する．記録電位として，刺入時電位，安静時電位，軽度の随意収縮時や最大収縮時の運動単位電位（motor unit potential：MUP）を測定する．

❷神経伝導検査

▌運動神経伝導検査

運動神経の走行に沿って電気刺激を加え，それに対する反応を支配筋から記録する検査で，得られる反応を複合筋活動電位（compound muscle action potential：CMAP）と言う．この検査を複数箇所で繰り返し行い，得られたCMAP出現の時間差で距離を除することで，その距離を移動する神経伝導速度が算出できる．神経伝導速度が髄鞘の機能を反映するのに対して，CMAPの振幅は神経軸索の機能を表すと考えられる．

▌感覚神経伝導検査

運動神経と同様に感覚神経の電気刺激から得られた反応を感覚神経活動電位（sensory nerve action potential：SNAP）と言う．ただし，神経伝導検査は大径線維のみを評価するものであり，温痛覚や異常感覚など小径線維が主に司る感覚についてはこの論理は使用できず，SNAPの振幅に異常がないことは，大径線維に異常がないということを示唆するものであって，末梢神経障害を完全に否定できず，SNAPの振幅の結果の解釈はCMAPと比して注意が必要である．

筋電図ではCIPとCIMともに安静時の異常電位を認めるが，典型的なCIPではMUPが減少し，振幅の増大と持続時間の延長，多相性となる．CIMでは，筋線維の障害により筋活動電位が減少し，MUPの振幅低下と持続時間の短縮が認められる．筋力低下が進行すれば，最大収縮時に多くのMUPの動員を要するため早期に干渉波を形成する．神経伝導検査では，CIPでは，ほぼ純粋な軸索性ニューロパチーの所見を呈する．すなわち，CMAPとSNAPの振幅低下を認め，伝導速度の低下や伝導ブロックの所見はみられない．CIMはCMAPの振幅低下を認めるが，SNAPの振幅の変化は乏しいとされる．しかし，これら電気生理学的検査を行ったとしても，CIPとCIMを鑑別することは容易ではなく[6]，より詳細に鑑別するためには，侵襲度が高くなるが直接筋刺激検査や筋生検，神経生

検が必要となる.

❸直接筋刺激検査

神経刺激と直接筋刺激により得られる CMAP の振幅の比率から CIP と CIM との鑑別を行う方法であるが，専門性が高く，まだ一般的な検査とは言えず，その有用性についてはさらなる検証が必要である.

❹筋生検

通常筋生検が行われる部位は四肢の大きな筋であり，上腕二頭筋や大腿四頭筋が対象となることが多いが，三角筋，上腕三頭筋，腓腹筋，前脛骨筋から筋の採取を行うこともある. CIM に特徴的な所見は，Ⅱ型筋線維優位の萎縮とミオシンの特異的脱落である[7].

❺神経生検

主に腓腹神経を採取することが多い. CIP に特徴的な所見として，急性期の軸索変性の所見がみられ，脱髄や血管炎の所見はみられない[8].

これら電気生理学的検査，生検を行っても異常を検出できないびまん性の筋力低下が報告されており，muscle deconditioning とも呼ばれている. すなわち，ICU-AW とは CIP, CIM, CINM, muscle deconditioning をも包括した概念と考えられている.

ICU-AW の診断の流れ

ICU-AW の診断のフローチャートを 図7-1 に示す. 重症患者でびまん性四肢筋力低下を疑った場合，まず重要なのは，臨床的な筋力低下の評価を行うことであるが，MRC スコアを算出するにあたり患者が覚醒状態にあること，検査に協力的であることが必要となる. そのためには ABCDE バンドルにあるように，覚醒トライアル・適切な鎮静・鎮痛管理を行うことが重要ではないかと考える. 筋力低下を認めた症例では，必要に応じて筋電図や神経伝導検査などの電気生理学的検査を行い，筋力低下が著明な場合は，上述にあるように CIP と CIM では長期予後が異なるため，さらに両者を鑑別するための詳細な検査として筋生検や神経生検を行うことが妥当ではないかと考える.

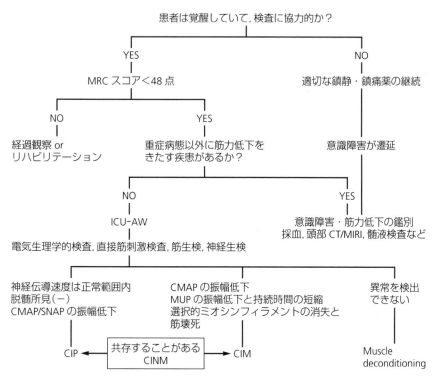

図 7-1 ICU-AW 診断のフローチャート

CIM: critical illness myopathy, CMAP: compound muscle action potential, CINM: critical illness neuromyopathy, CIP: critical illness polyneuropathy, ICU-AW: ICU-acquired weakness, MRC: medical research council, SNAP: sensory nerve action potential

❷ 参考文献

1）Stevens RD, Marshall SA, Cornblath DR, et al. A framework for diagnosing and classifying intensive care unit-acquired weakness. Crit Care Med. 2009; 37: S299-308.

2）Ali NA, O'Brien JM Jr, Hoffmann SP, et al. Acquired weakness, handgrip strength, and mortality in critically ill patients. Am J Respir Crit Care Med. 2008; 178: 261-8.

3）Kress JP, Hall JB. ICU-acquired weakness and recovery from critical illness. N Engl J Med. 2014; 370: 1626-35.

4）Koch S, Wollersheim T, Bierbrauer J, et al. Long-term recovery in critical illness myopathy is complete, contrary to polyneuropathy. Muscle Nerve. 2014; 50: 431-

6.

5) Fan E, Cheek F, Chlan L, et al. An Official American Thoracic Society Clinical Practice guideline: the diagnosis of intensive care unit-acquired weakness in adults. Am J Respir Crit Care Med. 2014; 190: 1437-46.

6) Raghig H, Young GB, Hammond R, et al. A comparison of EMG and muscle biopsy in ICU weakness. Neurocrit Care. 2010; 13: 326-30.

7) Bierbrauer J, Koch S, Olbricht C, et al. Early type II fiber atrophy in intensive care unit patients with nonexcitable muscle membrane. Crit Care Med. 2012; 40: 647-50.

8) Latronico N, Bolton CF. Critical illness polyneuropathy and myopathy: a major cause of muscle weakness and paralysis. Lancet Neurol. 2011; 10: 931-41.

〈畠山淳司〉

II

身体機能障害

Q 8 ▸ ICU-AW 発症の関連因子は？

POINT

- ☑ 多臓器不全，敗血症，SIRS，高血糖，高乳酸血症，人工呼吸期間，カテコールアミン投与など重症度や全身性の炎症反応が ICU-AW 発症に強く関連している.
- ☑ ステロイドや神経筋遮断薬，アミノグリコシドの使用が ICU-AW 発症と関連している可能性がある.

　対象患者が 100 例以上で，ICU-acquired weakness（ICU-AW）の関連因子を調べた主な無作為化比較試験（randomized controlled trial：RCT）の 2 次解析と前向き観察研究の概要を 表8-1 (p.36, 37) に示す.

Van den Berghe ら[1] の研究

　Van den Berghe らは Leuven I trial の 2 次解析を報告した. 7 日間以上滞在した外科系 ICU 患者 405 例に対して，強化インスリン療法（intensive insulin therapy：IIT）群（目標血糖値 80〜110 mg/dL）では，標準血糖管理群（目標血糖値 180〜200 mg/dL）と比較して，critical illness polyneuropathy（CIP）発症率（オッズ比（OR）1.26, 95%信頼区間（CI）1.09-1.46）と 14 日間を超える長期人工呼吸期間の割合（OR 3.75, 95% CI 1.49-9.39）が有意に減少した.

Hermans ら[2] の研究

　Hermans らは LeuvenⅡtrial の 2 次解析を報告した. 7 日間以上滞在した内科系 ICU 患者 420 例に対して，IIT 群は標準血糖管理群と比較して，ICU-AW 発症率を有意に低下させた（OR 0.61, 95% CI 0.40-0.92）. また，年齢（OR 0.98, 95% CI 0.96-0.99）や神経筋遮断薬投与（OR 2.01, 95% CI 1.10-3.99）が，ICU-AW 発症の独立した関連因子であった.

II

身体機能障害

> **メモ: 重症患者における血糖管理**
>
> Leuven trial の2次解析結果をメタ解析したところ[3]，IIT 群で ICU-AW 発症率が低下した．しかし，重症患者の血糖管理において IIT の有用性はすでに否定されており，ICU-AW 発症予防を目標とした至適血糖値は不明である．

Nanas ら[4] の研究

Nanas らは，10日間以上 ICU に滞在した重症患者の前向き観察研究を行った．185例が対象となり，年齢は54歳，APACHE II スコアは16点，外傷患者が26.4%，術後患者が23.7%であった．ICU-AW 発症率は23.8%であり，多変量解析の結果，acute physiology and chronic health evaluation（APACHE）II スコア（OR 1.08, 95% CI 1.02-1.15），アミノグリコシド投与（OR 4.06, 95% CI 1.83-9.00），平均血糖値 150 mg/dL 以上（OR 2.86, 95% CI 1.30-6.30）が独立した危険因子であった．

Hough ら[5] の研究

Hough らは，急性呼吸窮迫症候群（acute respiratory distress syndrome：ARDS）におけるステロイド投与の有効性を調べた RCT を2次解析した．60日生存あるいは生存退院した患者128例において，ICU-AW 発症率は34%であり，ステロイド投与と ICU-AW 発症には関連がなかった（OR 1.5, 95% CI 0.7-3.2）．しかし，ステロイド投与28日後においては，ステロイド投与により有意に ICU-AW 発症が増加し（OR 4.8, 95% CI 1.5-15.5），特に critical illness myopathy（CIM）発症が有意に増加した（OR 4.5, 95% CI 1.1-17.9）．

Hermans ら[6] の研究

Hermans らは，重症患者における早期静脈栄養併用の有用性を調べた大規模 RCT である EPaNIC study のサブグループ解析を報告した．nutrition risk screening（NRS）が3以上であり medical research council（MRC）スコアを測定した600例において，年齢（OR 1.03, 95% CI 1.01-1.05），APACHE II スコア（OR 1.08, 95% CI 1.04-1.11），敗血症（OR 2.20, 95% CI 1.30-3.71），ステロイド投与（OR 2.70, 95% CI 1.73-4.22），神経筋遮断薬投与（OR 2.72, 95%

JCOPY 498-16620

35

表 8-1 ICU-AW の関連因子を調べた主な無作為化比較試験（randomized controlled trial: RCT）の 2 次解析と前向き観察研究

Study	デザイン	対象患者	症例数
Van den Berghe[1), 2005	Leuven I trial の 2 次解析	7 日間以上滞在した外科系 ICU 患者	405
Hermans[2), 2007	Leuven II trial の 2 次解析	7 日間以上滞在した内科系 ICU 患者	420
Nanas[4), 2008	前向き観察研究	10 日間以上滞在した ICU 患者	185
Hough[5), 2009	ARDS におけるステロイド投与の RCT の 2 次解析	ARDS 罹患後 60 日間生存あるいは退院患者	128
Hermans[6), 2013	EPaNIC study のサブグループ解析	NRS が 3 以上であり MRC スコアを測定した患者	600
Parsons[7), 2013	筋力評価を行っている 2 つの前向きコホート研究の 2 次解析	人工呼吸患者	124
Wieske[8), 2014	前向きコホート研究	人工呼吸期間が 2 日以上の内科外科 ICU 患者	212
Patel[9), 2014	早期理学・作業療法の有効性を調べた RCT の 2 次解析	人工呼吸患者	104
Nguyen[11), 2015	前向き縦断観察研究	10 日間以上滞在した ICU 患者	133
Wolfe[10), 2018	早期理学・作業療法の有効性を調べた RCT の 2 次解析	人工呼吸患者	172

APACHE: acute physiology and chronic health evaluation, ARDS: acute respiratory distress syndrome, CI: confidence interval, CIPNP: critical illness polyneuropathy, ICU-AW: ICU-acquired weakness, IIT: intensive insulin therapy, MRC: medical research council, NA: not available, NRS: nutrition risk screening, OR: odds ratio, SIRS: systemic inflammatory response syndrome

JCOPY 498-16620

ICU-AW 診断時期	ICU-AW 発症率	主な結果
7 日目	38.3%	IIT は CIPNP 発症率の低下（OR 1.26, 95 % CI 1.09-1.46）と人工呼吸期間の短縮（OR 3.75, 95 % CI 1.49-9.39）に関与.
7 日目	44.8%	IIT は CIP/CIM 発症率低下（OR 0.61, 95 % CI 0.43-0.92）と関連. 神経筋遮断薬（OR 2.01, 95 % CI 1.10-3.99）と年齢（OR 0.98, 95 % CI 0.96-0.99）が ICU-AW 発症の関連因子.
15 日目（中央値）	23.8%	APACHE II スコア（OR 1.08, 95 % CI 1.02-1.15）, アミノグリコシド投与（OR 4.06, 95 % CI 1.83-9.00）, 平均血糖値 150mg/dL 以上（OR 2.86, 95 % CI 1.30-6.30）が ICU-AW 発症の危険因子.
14 日目（中央値）	33.6%	ステロイド投与と ICU-AW 発症には関連がなかった（OR 1.5, 95 % CI 0.7-3.2）.
9 日目（中央値）	38.7%	年齢（OR 1.03, 95 % CI 1.01-1.05）, APACHE II スコア（OR 1.08, 95 % CI 1.04-1.11）, 敗血症（OR 2.20, 95 % CI 1.30-3.71）, ステロイド投与（OR 2.70, 95 % CI 1.73-4.22）, 神経筋遮断薬投与（OR 2.72, 95 % CI 1.65-4.51）が ICU-AW 発症の独立した危険因子.
12 日目（中央値）	37.1%	赤血球輸血と ICU-AW 発症とに関連性はみられなかった.
ICU-AW 群は中央値 9 日目, 非 ICU-AW 群は中央値 7 日目	48.6%	年齢（OR 1.02, 95 % CI 1.00-1.04）, ICU 入室後 2 日以内の高乳酸血症（OR 2.18, 95 % CI 1.39-3.43）とアミノグリコシド投与（OR 2.75, 95 % CI 1.44-5.26）が独立した危険因子.
患者が覚醒し検査に協力できるとき	39.4%	インスリン投与量増加（OR 0.001, 95 % CI 4.62×10^{-6}-0.20）, 年齢（OR 1.04, 95 % CI 1.00-1.07）, APACHE II スコア（OR 1.13, 95 % CI 1.04-1.23）, 早期リハビリテーション（OR 0.18, 95 % CI 0.006-0.55）が ICU-AW 発症の関連因子.
NA	54.9%	SIRS（OR 3.75, 95 % CI 1.59-8.86）, ショック（OR 2.58, 95 % CI 1.02-6.51）, 電解質異常（OR 2.48, 95 % CI 1.02-6.01）が ICU-AW 発症の独立した危険因子.
患者が覚醒し検査に協力できるとき	46.5%	血管作動薬の使用（OR 3.2, 95 % CI 1.29-7.95）, APACHE II（OR 1.08, 95 % CI 1.01-1.15）, 在院日数（OR 1.05, 95 % CI 1.01-1.08）, 年齢（OR 1.07, 95 % CI 1.00-1.05）, 早期リハビリテーション（OR 0.38, 95 % CI 0.17-0.85）が ICU-AW 発症の関連因子.

CI 1.65-4.51）が ICU-AW 発症の独立した危険因子であった.

Parsons ら[7] の研究

Parsons らは，人工呼吸開始 12 日後に筋力評価を行った 2 つの前向きコホート研究の 2 次解析を報告した. 赤血球輸血と筋力低下が関係しているという仮説を立てたが，握力低下に関与しているものの ICU-AW 発症には差がみられなかった.

Wieske ら[8] の研究

Wieske らは，人工呼吸期間が 2 日間以上の内科外科 ICU 患者を対象とした前向きコホート研究を報告した. 対象患者 212 例中 ICU-AW 発症率は 48.6％であり，年齢（OR 1.02, 95％ CI 1.00-1.04），ICU 入室後 2 日以内の高乳酸血症（OR 2.18, 95％ CI 1.39-3.43）とアミノグリコシド投与（OR 2.75, 95％ CI 1.44-5.26）が独立した危険因子であった.

Patel ら[9]，Wolfe ら[10] の研究

Patel らは，人工呼吸患者において早期理学・作業療法の有効性を調べた RCT の 2 次解析を行った. 対象は人工呼吸患者 104 例で，退院時の ICU-AW 発症率は 39.4％であった. 全患者は IIT を受けており，インスリン投与量増加（OR 0.001, 95％ CI $4.62×10-6-0.20$），年齢（OR 1.04, 95％ CI 1.00-1.07），APACHE Ⅱ スコア（OR 1.13, 95％ CI 1.04-1.23），早期リハビリテーション（OR 0.18, 95％ CI 0.006-0.55）が ICU-AW 発症の関連因子であった. その後，Wolfe らは，血管作動薬の使用と ICU-AW の関連性について上述の RCT の 2 次解析を報告した. 人工呼吸患者 172 例において，退院時の ICU-AW 発症率は 46.5％であった. 血管作動薬の使用（OR 3.2, 95％ CI 1.29-7.95），APACHE Ⅱ（OR 1.08, 95％ CI 1.01-1.15），在院日数（OR 1.05, 95％ CI 1.01-1.08），年齢（OR 1.07, 95％ CI 1.00-1.05），早期リハビリテーション（OR 0.38, 95％ CI 0.17-0.85）が ICU-AW 発症の関連因子であった.

Nguyen ら[11] の研究

Nguyen らは 2 年間の前向き縦断観察研究を行い，ICU-AW の危険因子を調査

JCOPY 498-16620

した．対象はICUに10日間以上入室した133例であり，患者背景として年齢は70歳，敗血症患者が約3割で約半数が人工呼吸管理を要していた．ICU-AW発症率は55％であり，その内訳としてCIMが22％，CIPが48％，critical illness neuromyopathy（CINM）が30％であった．全身性炎症反応症候群（systemic inflammatory response syndrome：SIRS）（OR 3.75, 95％ CI 1.59-8.86），ショック（OR 2.58, 95％ CI 1.02-6.51），電解質異常（OR 2.48, 95％ CI 1.02-6.01）がICU-AW発症の独立した危険因子であった．

　これらRCTの2次解析，前向き観察研究の結果を踏まえ，2018年のシステマティックレビュー・メタ解析[12]では，APACHEⅡスコア（OR 1.05, 95％ CI 1.01-1.10），神経筋遮断薬の使用（OR 2.03, 95％ CI 1.22-3.40），アミノグリコシドの使用（OR 2.27, 95％ CI 1.07-4.81）が有意な危険因子としている．その他，1つの研究の多変量解析結果ではあるが，女性，多臓器不全，SIRS，敗血症，電解質異常，高血糖，高浸透圧血症，高乳酸血症，人工呼吸期間，静脈栄養，ノルエピネフリンの使用が危険因子としてあげられ，重症度や全身性の炎症反応がICU-AW発症に強く関連している．

❯ 参考文献

1) Van den Berghe G, Schoonheydt K, Becx P, et al. Insulin therapy protects the central and peripheral nervous system of intensive care patients. Neurology. 2005; 64: 1348-53.

2) Hermans G, Wilmer A, Meersseman W, et al. Impact of intensive insulin therapy on neuromuscular complications and ventilator dependency in the medical intensive care unit. Am J Respir Crit Care Med. 2007; 175: 480-9.

3) Hermans G, De Jonghe B, Bruyninckx F, et al. Interventions for preventing critical illness polyneuropathy and critical illness myopathy. Cochrane Database Syst Rev. 2014; CD006832.

4) Nanas S, Kritikos K, Angelopoulos E, et al. Predisposing factors for critical illness polyneuromyopathy in a multidisciplinary intensive care unit. Acta Neurol Scand. 2008; 118: 175-81.

5) Hough CL, Steinberg KP, Taylor Thompson B, et al. Intensive care unit-acquired neuromyopathy and corticosteroids in survivors of persistent ARDS. Intensive Care Med. 2009; 35: 63-8.

6) Hermans G, Casaer MP, Clerckx B, et al. Effect of tolerating macronutrient deficit

on the development of intensive-care unit acquired weakness: a subanalysis of the EPaNIC trial. Lancet Respir Med. 2013; 1: 621-9.

7）Parsons EC, Kross EK, Ali NA, et al. Red blood cell transfusion is associated with decreased in-hospital muscle strength among critically ill patients requiring mechanical ventilation. J Crit Care. 2013; 28: 1079-85.

8）Wieske L, Witteveen E, Verhamme C, et al. Early prediction of intensive care unit-acquired weakness using easily available parameters: a prospective observational study. PLoS One. 2014; 9: e111259.

9）Patel BK, Pohlman AS, Hall JB, et al. Impact of early mobilization on glycemic control and ICU-acquired weakness in critically Ill patients who are mechanically ventilated. Chest. 2014; 146: 583-9.

10）Wolfe KS, Patel BK, MacKenzie EL, et al. Impact of vasoactive medications on ICU-acquired weakness in mechanically ventilated patients. Chest. 2018; 154: 781-7.

11）Nguyen The L, Nguyen Huu C. Critical illness polyneuropathy and myopathy in a rural area in Vietnam. J Neurol Sci. 2015; 357: 276-81.

12）Yang T, Li Z, Jiang L, et al. Risk factors for intensive care unit-acquired weakness: A systematic review and meta-analysis. Acta Neurol Scand. 2018; 138: 104-14.

〈畠山淳司〉

JCOPY 498-16620

$\underset{9}{Q}$ ▶ ICU における認知機能障害とは？

POINT

☑ ICU 患者は認知機能障害を起こしやすい.

☑ PICS の認知機能障害は主に，せん妄，認知症，うつ病，で認められる.

　認知機能とは，学習，記憶，理解，判断，計算，見当識，行動などを起こすために必要な脳の機能のことである図 9-1．そのため認知機能障害では，注意力がなくなり適切な行動や作業を行うことが難しくなる．PICS（postintensive care syndrome）の患者は，身体障害，認知障害，メンタルヘルス障害，の3つに大別されるが，現在までの研究や知見の多くは身体障害に関するものであり，

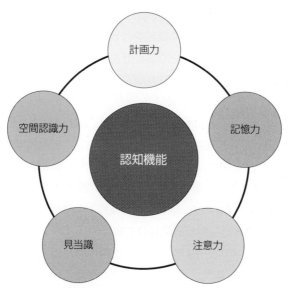

図 9-1　認知機能とは？

認知機能障害に対する知見は未だ少ない．またうつ病は精神障害として知られているが，認知機能にも影響を及ぼす．認知障害が重症化すると，ICU 患者の長期予後との関連もするため，PICS の認知障害を適切に理解，その対策をすることは非常に重要である[1]．

ICU に入院した患者は命の危険という身体疾患の重症度に加え，非日常的な環境や多くの検査や手技などが必要となる．また長期入院を必要とすることもまれではなく，ICU 患者は一般に認知機能障害を合併しやすい[1,2]．特に気管挿管患者では認知機能障害を起こしやすく，認知障害の合併は入院期間の延長とも関わっており医療経済的にも大きな問題である[2]．また高齢の患者では若年層に比べさらに認知障害を起こしやすい．ICU で遭遇する認知障害の多くはせん妄であるが，認知症の悪化やうつ病の発症も認められる．せん妄，認知症，うつ病が，ICU における認知機能障害の主なものとして知られている[3]．

認知機能障害：せん妄

せん妄は ICU において認知障害をきたす代表的な疾患であり，ICU において80％もの集中治療患者が起こすと言われている[4]．日本においても ICU 患者全体の 20％，気管挿管されている患者の 76％にせん妄をきたすという報告がある[5]．ICU でせん妄をなぜ起こしやすいかは，さまざまな理由があるが，集中治療が必要な身体疾患やそれに対する薬剤をはじめとして，環境の変化や心理的ストレスなどがせん妄発症のリスクとなる．せん妄も認知症もどちらも認知機能障害を起こすが，せん妄は一過性，認知症は症状が継続するということで大まかに分類している．

2001 年の Intensive Care Medicine 誌によれば ICU におけるせん妄のリスクファクターは，高血圧，喫煙歴，ビリルビンの異常値，硬膜外麻酔の使用，モルヒネの使用であった[6]．また Lewis らはその他に男性，認知症の有無，集中治療患者の重症度の高さも認知障害の高リスク群であるとした[7]．疾患の重症度とせん妄が密接に関係しているのは，生体の防御反応としては当然のものであろう．それでは ICU 滞在中のせん妄と退院時の認知障害はどのように関係しているのであろうか．日本において，79 名の ICU 入室中のせん妄と退院時の認知障害の関係性を調べた研究がある[8]．入院中のせん妄の評価には ICDSC（intensive care delirium screening checklist）を用いて，また退院時の認知機能の評価には

MMSE（mini mental state examination）を行った．結果では，ICU 入室患者の63.3％（50 名）にせん妄の合併が認められた．せん妄を合併しなかった集中治療患者の 3.4％が認知障害を認めたのに対し，せん妄合併群では 28.0％と多くの患者の認知障害を認めていた．またせん妄の重症度と退院時の認知障害の程度に正の相関を認めており，せん妄は退院時の認知障害の発症の増加と関連していた．

さらに，2019 年のコクランレビューにおいて，せん妄の減少にはデクスメデトミジンの使用が有用な可能性があることが示唆された[9]．疾患の重症度はせん妄の発生と強く関与していると考えられるが，一方で，せん妄予防には，デクスメデトミジンなどの薬剤，そして，その他に昼と夜のリズムを作るなど環境因子の改善が有効な可能性があろう．

認知機能障害：認知症

認知症も認知機能障害の 1 つであり，高齢者において寝たきりとなるなどADL を低下させる代表的な疾患である．また何らかのイベントを契機に発症または増悪することがあり，しばしば社会的にも問題となる．ここでは重症患者にとって ICU 入室や集中治療を受けることは認知症の新規発症や既存の認知症の増悪のリスクとなるのか考えてみよう．

ある 1 つの米国の研究では，2005 年から 2008 年の 3 年間，集中治療を受けて生存退院した 65 歳以上の高齢者に対して，認知症の新規発症率を調べた[10]．集中治療後，新たに認知症の診断を受けたのは 17.8％（4,519 名）であった．認知症の危険因子として，感染（調整リスク比＝1.25；95％ CI, 1.17-1.35），重症敗血症（調整リスク比＝1.40；95％ CI, 1.28-1.53），急性の神経予後悪化（調整リスク比＝2.06；95％ CI, 1.72-2.46），急性血液浄化（調整リスク比＝1.70；95％ CI, 1.30-2.23）が関係していた．また，この同じグループは別の研究において 10,348 名の高齢の集中治療患者について ICU 退出後 3 年間にわたって調べたところ，認知症を発症したのは 15.9％（1,648 名）であった[11]．対照群として，集中治療を受けていない同じ年齢層，人種層で認知障害を伴わない健常人を同様に調べたところ，認知症を発症したのは 12.2％であった（未調整ハザード比＝1.61；95％ CI, 1.50-1.74，P＜0.001）．集中治療を受けた高齢患者が 3 年間で認知症を発症する相対リスクは，コントロール群と比較して

III

認知機能障害

43

60％高いという結果であった．これらの結果より集中治療患者は退院後も認知症の発症のリスクが高いことが示唆された．なお，他の研究では，元々認知症を持っている高齢者は，認知症のない高齢者と比べても短期死亡率には有意な差を認めなかったこともわかっている[12, 13]．

　以上のことから高齢の集中治療患者は ICU 退出後に認知症の新規発症が高い，つまり PICS の認知障害を増加させると考えられる．これらの結果は臨床上とても重要であり，臨床医は高齢者の ICU 患者を治療する際には，その神経学的予後にも注意を払う必要がある．

認知機能障害：うつ病

　うつ病は PICS の 3 要素のなかでメンタルヘルス障害との関連が深いものの，認知障害を呈することも少なくない．元々抑うつの認知理論は Beck らによって古く提唱されていた[14]．その論理は，抑うつ感情を生み出すものは，外界の出来事そのものではなくて，その出来事をどう解釈するかという "認知" なのである，というものである[14, 15]．つまり，抑うつになりやすい人は不合理な信念を持っており，ネガティブな出来事をよりネガティブな方向に歪めて解釈しているというものである．実際に，うつ病の治療として認知機能の回復に焦点を当てた認知療法，認知行動療法は広く受け入れられており，うつ病でも認知機能障害の問題があると言えるだろう[16-18]．それでは集中治療後のうつ病はどれくらいの頻度で起こっているのか見てみよう．

　呼吸不全もしくはショックを呈する内科系および外科系 ICU の患者 821 名に対して，退院後 3 カ月，12 カ月後のうつ病の発症を調べた BRAIN-ICU と呼ばれる縦断研究がある[19]．米国で 2007 年から 2010 年までの 3 年間行われた研究であり，うつ病の発症は退院後 3 カ月のフォローの時点で 37％（149 名 /407 名），退院後 12 カ月のフォローの時点で 33％（116 名 /347 名）という結果であった[19]．さらに，うつ病は認知機能障害を増やすリスクファクターとなることが知られている[20]．つまり，集中治療後にはうつ病の発症は増え，それに伴い，認知機能障害も増えていると言えるだろう．ICU でのうつ病発症の予防には家族の介入も非常に重要である[21-23]．

JCOPY 498-16620

まとめ

以上，ICU において認知機能障害をきたす，せん妄，認知症，うつ病をあげた．ICU 患者は認知機能障害を起こしやすく，その予防や治療介入が今後より重要となるであろう．

❯ 参考文献

1) 近藤　豊．PICS と認知機能障害．INTENSIVIST. 2018; 10: 83-90.
2) Wilcox ME, Brummel NE, Archer K, et al. Cognitive dysfunction in ICU patients: risk factors, predictors, and rehabilitation interventions. Crit Care Med. 2013; 41: S81-98.
3) Sakusic A, Rabinstein AA. Cognitive outcomes after critical illness. Curr Opin Crit Care. 2018; 24: 410-4.
4) Pandharipande PP, Girard TD, Jackson JC, et al. Long-term cognitive impairment after critical illness. N Engl J Med. 2013; 369: 1306-16.
5) Tsuruta R, Nakahara T, Miyauchi T, et al. Prevalence and associated factors for delirium in critically ill patients at a Japanese intensive care unit. Gen Hosp Psychiatry. 2010; 32: 607-11.
6) Baumbach P, Meissner W, Guenther A, et al. Perceived cognitive impairments after critical illness: a longitudinal study in survivors and family member controls. Acta Anaesthesiol Scand. 2016; 60: 1121-30.
7) Dubois MJ, Bergeron N, Dumont M, et al. Delirium in an intensive care unit: a study of risk factors. Intensive Care Med. 2001; 27: 1297-304.
8) Sakuramoto H, Subrina J, Unoki T, et al. Severity of delirium in the ICU is associated with short term cognitive impairment. A prospective cohort study. Intensive Crit Care Nurs. 2015; 31: 250-7.
9) Burry L, Hutton B, Williamson DR, et al. Pharmacological interventions for the treatment of delirium in critically ill adults. Cochrane Database Syst Rev. 2019; 9: CD011749.
10) Guerra C, Linde-Zwirble WT, Wunsch H. Risk factors for dementia after critical illness in elderly Medicare beneficiaries. Crit Care. 2012; 16: R233.
11) Guerra C, Hua M, Wunsch H. Risk of a diagnosis of dementia for elderly Medicare beneficiaries after intensive care. Anesthesiology. 2015; 123: 1105-12.
12) Pisani MA, Redlich CA, McNicoll L, et al. Short-term outcomes in older intensive care unit patients with dementia. Crit Care Med. 2005; 33: 1371-6.
13) Oud L. Intensive care unit (ICU)-managed elderly hospitalizations with dementia in Texas, 2001-2010: a population-level analysis. Med Sci Monit. 2016; 22:

3849-59.

14) Beck AT. Depression clinical, experimental, and theoretical aspects. New York: Hoeber; 2009.

15) 岡本泰昌，岡田　剛，吉村晋平，他．うつ病の認知に関わる神経生理学的基盤．認知神経科学．2010; 12: 140-8.

16) Jayasekara R, Procter N, Harrison J, et al. Cognitive behavioural therapy for older adults with depression: a review. J Ment Health. 2015; 24: 168-71.

17) Jha MK, Minhajuddin A, Thase ME, et al. Improvement in self-reported quality of life with cognitive therapy for recurrent major depressive disorder. J Affect Disord. 2014; 167: 37-43.

18) DeRubeis RJ, Hollon SD, Amsterdam JD, et al. Cognitive therapy vs medications in the treatment of moderate to severe depression. Arch Gen Psychiatry. 2005; 62: 409-16.

19) Jackson JC, Pandharipande PP, Girard TD, et al. Depression, post-traumatic stress disorder, and functional disability in survivors of critical illness in the BRAIN-ICU study: a longitudinal cohort study. Lancet Respir Med. 2014; 2: 369-79.

20) Rosenberg PB, Mielke MM, Xue QL, et al. Depressive symptoms predict incident cognitive impairment in cognitive healthy older women. Am J Geriatr Psychiatry. 2010; 18: 204-11.

21) Carson SS, Cox CE, Wallenstein S, et al. Effect of palliative care-led meetings for families of patients with chronic critical illness: a randomized clinical trial. JAMA. 2016; 316: 51-62.

22) Lautrette A, Darmon M, Megarbane B, et al. A communication strategy and brochure for relatives of patients dying in the ICU. N Engl J Med. 2007; 356: 469-78.

23) Jezierska N. Psychological reactions in family members of patients hospitalised in intensive care units. Anaesthesiol Intensive Ther. 2014; 46: 42-5.

〈近藤　豊〉

Q 10 ICU で認知機能障害を診断する にはどうすればよいか？

A POINT

☑ ICU での認知機能の評価方法はゴールドスタンダードがない.

☑ 認知機能障害の診断はせん妄の評価ツール（CAM-ICU, ICDSC など）を代用し, 気管挿管されておらず全身状態が安定しているのであれば, HDS-R や MMSE などの使用を考慮する.

ICU では医療者側も認知機能障害よりも身体疾患に着目することが多く, 認知機能障害を正しく評価することは非常に難しい. さらに不穏を伴うような認知機能障害であれば医療者に認知されやすいが, ICU では薬剤により鎮静されているため認知機能の正確な判断ができない. さらに意識があったとしても, ICU における認知機能評価のゴールドスタンダードとされている指標が存在しない. 以上の理由より, ICU における認知機能障害を正しく評価するのは難しい現状がある.

ICU での認知機能評価の補助ツール

ICU での認知機能評価の補助ツールとして, ICDSC や CAM–ICU（confusion assessment method for the ICU）などが使用されている[1-3] 図10-1, 表10-1. これらの補助ツールは本来, せん妄の評価目的で登場したものである. 両者の違いは, ICDSC は患者の協力がなくてもある程度評価可能であるのに対し, CAM-ICU ではある程度, 患者さんの協力が必要となる項目を含んでいる 表10-1. 両者とも鎮静レベルと密接に関係しているため, その評価の際には併せて鎮静評価である RASS（Richmond Agitation– Sedation Scale）を使用する. 前述のとおり, 実臨床での ICU における認知障害の診断にはゴールドスタンダードとされている基準がないため, 認知機能障害を評価するには, 通常「せん妄」の評価を目的としている上記の CAM-ICU や ICDSC が流用される傾向にある[1]. しかしな

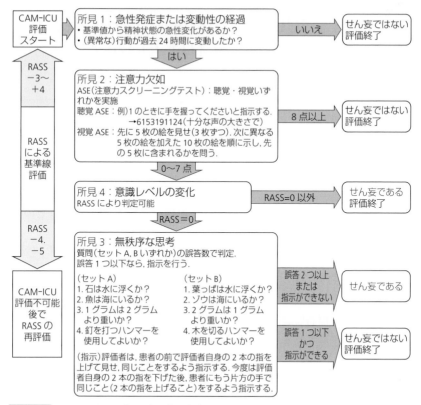

図 10-1　CAM-ICU によるせん妄の評価
（Ely EW, et al. JAMA. 2001; 286: 2703-10[2]）より改変）

がら，もしも気管挿管されておらず全身状態が安定しているフェーズにあれば，ICU においても長谷川式簡易知能評価スケール（HDS-R）や MMSE（mini-mental state examination）検査は認知機能の評価方法として有用であろう。

ICU における長谷川式簡易知能評価スケール（HDS-R）

長谷川式簡易知能評価スケール（HDS-R）は，1974 年に長谷川氏によって開発され，1991 年に現行の改訂版が作成された．特徴として，①所要時間が約5〜10分と短時間でテストの実施が可能，②認知症のスクリーニングツールとして日本では汎用性が高い，③認知機能のなかでも主に記憶力に関する項目で構成されている，④20点以下 /30点満点で認知症の疑いがあると定義可能，⑤ツー

表 10-1 **ICDSC チェックリストによるせん妄の評価**

このスケールはそれぞれ 8 時間のシフトすべて，あるいは 24 時間以内の情報に基づき完成される．明らかな徴候がある＝1 ポイント：アセスメント不能，あるいは徴候がない＝0 で評価する．それぞれの項目のスコアを対応する空欄に 0 または 1 を入力する．

1. **意識レベルの変化：**
   (A) 反応がないか，(B) 何らかの反応を得るために強い刺激を必要とする場合は評価を妨げる重篤な意識障害を示す．もしほとんどの時間 (A) 昏睡あるいは (B) 昏迷状態である場合，ダッシュ（—）を入力し，それ以上評価を行わない．
   (C) 傾眠あるいは，反応までに軽度ないし中等度の刺激が必要な場合は意識レベルの変化を示し，1 点である．
   (D) 覚醒，あるいは容易に覚醒する睡眠状態は正常を意味し，0 点である．
   (E) 過覚醒は意識レベルの異常と捉え，1 点である．

2. **注意力欠如：**会話の理解や指示に従うことが困難．外からの刺激で容易に注意がそらされる．話題を変えることが困難．これらのうちいずれかがあれば 1 点．

3. **失見当識：**時間，場所，人物の明らかな誤認．これらのうちいずれかがあれば 1 点．

4. **幻覚，妄想，精神異常：**臨床症状として，幻覚あるいは幻覚から引き起こされていると思われる行動（たとえば，空を掴むような動作）が明らかにある．現実検討能力の総合的な悪化．これらのうちいずれかがあれば 1 点．

5. **精神運動的な興奮あるいは遅滞：**患者自身あるいはスタッフへの危険を予防するために追加の鎮静薬あるいは身体抑制が必要となるような過活動（たとえば，静脈ラインを抜く，スタッフをたたく），活動の低下，あるいは臨床上明らかな精神運動遅滞（遅くなる）．これらのうちいずれかがあれば 1 点．

6. **不適切な会話あるいは情緒：**不適切な，整理されていない，あるいは一貫性のない会話．出来事や状況にそぐわない感情の表出．これらのうちいずれかがあれば 1 点．

7. **睡眠／覚醒サイクルの障害：**4 時間以下の睡眠，あるいは頻回な夜間覚醒（医療スタッフや大きな音で起きた場合の覚醒を含まない）．ほとんど 1 日中眠っている．これらのうちいずれかがあれば 1 点．

8. **症状の変動：**上記の徴候あるいは症状が 24 時間の中で変化する（たとえばその勤務帯から別の勤務帯で異なる）場合は 1 点．

(Bergeron N, et al. Intensive Care Med. 2001; 27: 859-64[3]) より改変)

ルの妥当性が高い，⑥簡単に実施可能という点で非常に優れたスケールである．しかしながら筆者が調べた範囲において，ICU 治療中の患者に対し HDS-R を用いて有効だったという報告は見つからなかった．現時点では，ICU において適切に使用できるかは不明である．

ICU における MMSE 検査の使用

　MMSE 検査は，1975 年に Folstein らが開発した認知機能を評価するツールである[4]．30 点満点で 11 個の質問で構成されており，見当識，記憶力，計算力，言語的能力，図形的能力などを評価している 表 10-2．24 点以上は正常，10 点

表 10-2　MMSE 検査

	質問内容			MMSE
1	今年は何年ですか． 今の季節は何ですか． 今日は何月ですか． 今日は何日ですか． 今日は何曜日ですか．	＊各 1 点 合計 5 点	年 月 日 曜日	0, 1, 2, 3, 4, 5
2	ここは，何府または県ですか． ここは，何市ですか． ここは，何病院ですか． ここは，何階ですか． ここは，何地方ですか．（例: 関東地方）	＊各 1 点 合計 5 点	都道府県 市町村 階 地方	0, 1, 2, 3, 4, 5
3	三つの語の記銘．相互に無関係な物品名三つを 1 秒に一つずつ言い，三つ言った後で尋ねる．正答一つにつき 1 点を与え，得点を記入する．　＊設問 5 のために誤答無答があれば 6 回まで繰り返し，その回数を記録する．			0, 1, 2, 3 （　回）
4	100 から順に 7 を引く（5 回まで）93，86，79，72，65，（正答 1 個に 1 点）			0, 1, 2, 3, 4, 5
5	3 で示した物品名の再生（設問 3 ができなかった人は省略）			0, 1, 2, 3
6	（時計をみせながら）これは何ですか． （鉛筆をみせながら）これは何ですか．	＊各 1 点 合計 2 点		0, 1, 2
7	復唱「みんなで力を合わせて綱を引きます」（1 回のみで評価）			0, 1
8	3 段階の命令「右手にこの紙を持ってください」「それを半分に折りたたんでください」「机の上に置いてください」（各段階ごとに 1 点）			0, 1, 2, 3
9	（次の文章を読んで，その指示に従ってください）「目を閉じて下さい」　別紙			0, 1
10	文章を書いてください（文法や読点は不正確でも自発的で意味のあるもの）			0, 1
11	次の図形を書いてください 別紙			0, 1
	得点合計			/30

（Folstein MF, et al. J Psychiatr Res. 1975; 12: 189-98[4]）より改変）

未満では高度な認知障害，20 点未満では中等度の認知障害と判断する．5～10 分間程度で全ての質問を実施でき，迅速に評価できるのが優れている点である．また実際の臨床の現場においては，一般病棟の入院患者に対して，認知症もしくはせん妄を発見するための MMSE 検査の感度は 87％，特異度が 82％とされており，まずまずの精度であると考えられる[5]．しかしながら MMSE 検査も長谷川式検査も患者の状態が安定していなければ実施できないため，気管挿管下の人

工呼吸器管理にある患者などでは難しく，ICU での使用は限定される．しかしながら 2014 年にスイスにおいて画期的な取り組みが行われた．MMSE は話すことができないと実施できないために，質問を多数の選択式として改良版 MMSE が開発され，ICU 患者に対して実施された[6]．通常の MMSE に劣らない精度が示されたため，改良版 MMSE が ICU で頻用される日も近いかもしれない．

ICU における認知機能と ADL 評価

ICU では ADL の評価なども PICS の評価方法の 1 つとして行われている．ADL（activities of daily living）や QOL（quality of life）の指標である EQ5D や SF-36 などは PICS の評価尺度の 1 つとされている[7, 8]．なお EQ5D は ICU 患者の死亡予測にも有用だという報告もある[9]．これら EQ5D や SF-36 などは ADL や QOL は生活の質を定量的に評価したものであるが，認知障害とはどのような関係があるのであろうか．認知機能と ADL の関連性にもいくつかの報告がある[9]．ある研究では 272 名の脳卒中患者の発症 6 カ月後の ADL を調べ，認知障害によって ADL の中でも特に IADL（instrumental activities of daily living）が低下した[10]．IADL とは "手段的日常生活動作" と呼ばれ，ADL よりもやや複雑な行動を指し，買い物，調整，洗濯，電話，薬の管理，財産管理，乗り物などがあげられる．一般に IADL は，ADL よりも前段階の日常生活の障害を示していることから，IADL の低下が起こった後に ADL の障害が起こるのである．すなわち，この研究では認知障害により ADL 低下の前段階の IADL が低下し，QOL の低下につながることを示唆している．認知障害は ADL の低下を通じて QOL も低下させると考えられている．そのため ADL の指標も認知機能障害の指標と合わせて評価することは，理にかなっている．さらに，認知・身体リハビリテーションなどの介入により，一部 IADL が改善することもわかっている[11]．

まとめ

以上，ICU における認知機能障害の診断に関して，現時点でのエビデンスをあげた．ICU における認知機能の評価方法はゴールドスタンダードがなく，気管挿管されていればせん妄の評価ツール（CAM-ICU, ICDSC など）を使用する．またもしも気管挿管されておらず，全身状態が安定しているところまで回復すれば HDS-R や MMSE も有用なツールであろう．今後，ICU においても改良された認

知機能障害の診断ツールの登場が望まれる.

❯ **参考文献**

1）近藤　豊. PICS と認知機能障害. INTENSIVIST. 2018; 10: 83-90.

2）Ely EW, Inouye SK, Bernard GR, et al. Delirium in mechanically ventilated patients: validity and reliability of the confusion assessment method for the intensive care unit (CAM-ICU). JAMA. 2001; 286: 2703-10.

3）Bergeron N, Dubois MJ, Dumont M, et al. Intensive Care Delirium Screening Checklist: evaluation of a new screening tool. Intensive Care Med. 2001; 27: 859-64.

4）Folstein MF, Folstein SE, McHugh PR. "Mini-mental state". A practical method for grading the cognitive state of patients for the clinician. J Psychiatr Res. 1975; 12: 189-98.

5）Anthony JC, LeResche L, Niaz U, et al. Limits of the 'Mini-Mental State' as a screening test for dementia and delirium among hospital patients. Psychol Med. 1982; 12: 397-408.

6）Miguélez M, Merlani P, Gigon F, et al. Feasibility of a multiple-choice mini mental state examination for chronically critically ill patients. Crit Care Med. 2014; 42: 1874-81.

7）Kondo Y, Fuke R, Hifumi T, et al. Early rehabilitation for the prevention of postintensive care syndrome in critically ill patients: a study protocol for a systematic review and meta-analysis. BMJ Open. 2017; 7: e013828.

8）Sanchez-Arenas R, Vargas-Alarcon G, Sanchez-Garcia S, et al. Value of EQ-5D in Mexican city older population with and without dementia (SADEM study). Int J Geriatr Psychiatry. 2014; 29: 478-88.

9）Sacanella E, Pérez-Castejón JM, Nicolás JM, et al. Mortality in healthy elderly patients after ICU admission. Intensive Care Med. 2009; 35: 550-5.

10）Zinn S, Dudley TK, Bosworth HB, et al. The effect of poststroke cognitive impairment on rehabilitation process and functional outcome. Arch Phys Med Rehabil. 2004; 85: 1084-90.

11）Jackson JC, Ely EW, Morey MC, et al. Cognitive and physical rehabilitation of intensive care unit survivors: Results of the RETURN randomized controlled pilot investigation. Crit Care Med. 2012; 40: 1088-97.

〈近藤　豊〉

Q ▶ ICUにおける認知機能障害は長期予後と関連しているか?

11

A ▶

POINT

☑ ICUにおける認知機能障害は長期予後と関連している.

☑ 介入が長期認知機能の改善に有効な可能性があるが,エビデンスは乏しい.

　認知機能障害とその長期予後はICU患者にとって社会復帰できるかと密接に関連した問題である.そのため認知機能障害による長期予後の悪化は避けたいところであるが,認知機能障害と長期予後に関してはさまざまな話題がある[1,2].ICU患者における認知機能障害は退院時の時点でほぼ全員に起こり,またそのうちの半分が数年間にわたり認知機能障害が遷延するという報告すら存在する[2].入院前の認知機能は,ICUでの治療中に低下し,退院後もなお継続するのである図11-1.

せん妄・認知機能障害の長期予後

　認知機能障害というと幅広いが,せん妄に限定した場合では,せん妄期間と長期予後は関連するとされる[1].2013年にNEJM誌からICUに入室した患者らに対して,せん妄の持続期間と長期予後の関連について調べた結果が報告された[3].ICUに入室した821人に対して,せん妄の持続期間と予後について調べられたが,退院後1年間フォローアップを行い,退院後3カ月と12カ月に認知機能を評価した.最終的には12カ月までに生存していた382人が認知機能の評価を受けた.結果は,退院後12カ月の検査は34%が中等度外傷性脳損傷と同等,24%が軽度アルツハイマー病と同程度の認知機能というものであった.また,せん妄期間が長かった(せん妄が5日間以上持続した)患者ほど,退院後,12カ月後までずっと全般性認知障害および実行機能障害が認められた.

　その後,2019年に発表されたレビューでは,ICU退出後に認知機能障害を認

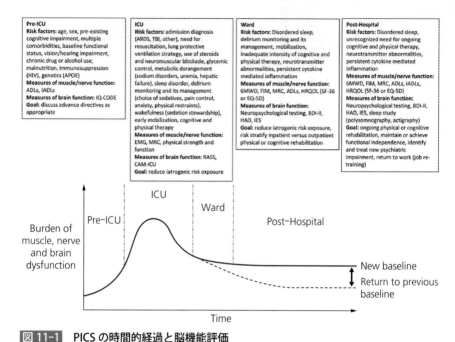

図 11-1 PICS の時間的経過と脳機能評価

（Wilcox ME, et al. Crit Care Med. 2013; 41（9 Suppl 1）: S81-98[2]）より一部引用）

めた患者の 78％が認知機能障害を認め，そのほとんどが ICU 入室前には認めな
かった[4]．また数年かけて（半年から 9 年間）フォローアップしたところ，そ
の認知機能障害は年々改善傾向にあり，ICU におけるせん妄状態がリスクファク
ターであったこともわかっている．このように，ICU におけるせん妄状態によ
り，ICU 退出後の長期間の認知機能障害との関連性がある，ということが多くの
研究で証明されつつある．

長期の認知機能を予測する指標はあるのか？

認知機能障害の長期予後を予想するマーカーとして，S100β や E- セレクチン
が有用であったという報告が 2018 年に Intensive Care Medicine 誌に報告され
た[5]．今後の検証が必要であることは言うまでもないが，非常に興味深い結果で
ある．同様に，患者の血液を用いて GFAP（glia fibrillary acidic protein）と
S100β を調べたところ，せん妄を高率に発症したグループでは GFAP と S100β

表11-1　Mini-Cog スコアによる採点

言葉の記憶力: _____ （0〜3 ポイント）	各言葉をヒントなしで思い出せた場合は 1 ポイント
時計描画: _____ （0 または 2 ポイント）	標準的な時計＝2 ポイント　時間を示す数字がある程度正確な位置（例: 12, 3, 6, 9 が正確な位置にあるもの）に順番通りに描かれており，数字が抜けたり重複していないものを標準的な時計と判断します．時計の針が 11 と 2（11：10）を指していることを確認します．針の長さは採点しません．時計が描けなかった場合や描くことを拒否した場合（異常）＝0 ポイント
合計点: _____ （0〜5 ポイント）	合計点＝言葉の記憶テストの得点＋時計描画テストの得点 Mini-Cog™ が設定している 3 未満という判断基準点は認知症検査の判断基準点として認証を受けていますが，臨床上有意な認識機能障害を持つ患者の多くはこれより高い点数を獲得します．より高感度な判定を希望する場合は，追加の認知状態検査が必要とされることがあるため，4 未満に設定することをお薦めします．

(Woon FL, et al. Am J Respir Crit Care Med. 2012; 186: 333-40[8]) より)

が有意に増加していたという報告もなされた[6, 7]．GFAP は中間型フィラメントたんぱく質の 1 種であり，主にアストロサイトに含まれており，細胞骨格を強固にする働きがある．また，S100β はアポトーシスの抑制に関与していることから，せん妄の発メカニズムには脳細胞などのアポトーシスが関与している可能性がある．

　また ICU 患者の退院時の MMSE や Mini-Cog テストが長期の認知機能障害をよく予測できた[8]．Mini-Cog に関しては予定手術の術後の患者において，1 年後の死亡が予測可能だったなどの報告もある[9]．Mini-Cog テストは，3 つの言葉を記憶してもらう，時計描画をする（円に時計の針を書き込む），記憶の確認（最初に記憶してもらった単語 3 つをまた思い出してもらう）の 3 つの作業を行ってもらいスコア化する．最低点が 0 点，最高点が 5 点の簡単なスコアリングであるため 表11-1，ICU 患者の長期の認知機能障害を反映できるとすれば，とても有用なツールとなろう．

　しかしながら実際の臨床現場において，ICU 退室時または退院時の認知機能障害を評価している施設は，日本集中治療医学会の PICS 対策・生活の質改善対策

III
認知機能障害

委員会の報告によれば，わずか 10％程度であった [10]．また PICS 外来を実施している施設はわずか数％にとどまる．今後，認知機能の重要性を周知し，PICS 外来の導入を行うなどで，積極的な認知機能の評価を行うべきであろう．

治療介入による長期予後の変化

早期リハビリテーションが認知機能の長期予後を改善させるという報告は多数認められている [11, 12]．また認知行動療法（cognitive behavioral therapy: CBT）を運動器リハビリテーションと併用することにより，ICU 患者の認知機能障害の長期予後を改善させると報告された [13]．認知行動療法は思考の論理上の誤りに修正を加えることを目的としており，認知の過程で重要な役割を持つ，思考，行動，感情に対するアプローチである．すでに，うつ病，パニック障害，統合失調症，薬物依存症，不眠症などで有効性が言われているが [14]，ICU 患者の長期認知機能改善にも有効な可能性がある [15]．また ICU 日記も妄想的記憶を修正することで，認知機能障害を予防・改善する有効性が言われている．重症病態や鎮静下で記憶がない状況に何が起こっていたかを，日記により正しく伝えるのである．実際に，日本集中治療医学会の PICS 対策・生活の質改善対策委員会の報告によれば，本邦では 15.1％の施設が ICU 日記を導入している．しかしながら，これらの多くの介入が予後改善の方向を示しているものの，明確にそれを支持するだけのエビデンスは未だ低いのが現状である [16, 17]．

新たなエビデンスが求められる今，ヨーロッパにおいて ICU 日記の有効性に関する多施設前向き研究が進行中である [18]．今後，ICU 患者の長期認知機能障害の介入に関する，さらなる研究成果の蓄積が必要であろう．

まとめ

以上，PICS における認知機能障害の長期予後をまとめた．ICU における認知機能障害は長期予後と関連している．しかしながら，リハビリテーション，認知行動療法，ICU 日記などの介入による長期間の認知機能の改善はそのエビデンスは乏しく，今後さらなる研究成果が待たれる．

❷ 参考文献

1) 近藤　豊. PICS と認知機能障害. INTENSIVIST. 2018; 10: 83-90.

2) Wilcox ME, Brummel NE, Archer K, et al. Cognitive dysfunction in ICU patients: risk factors, predictors, and rehabilitation interventions. Crit Care Med. 2013; 41 (9 Suppl 1): S81-98.

3) Pandharipande PP, Girard TD, Jackson JC, et al. Long-term cognitive impairment after critical illness. N Engl J Med. 2013; 369: 1306-16.

4) Kohler J, Borchers F, Endres M, et al. Cognitive Deficits Following Intensive Care. Dtsch Arztebl Int. 2019; 116: 627-34.

5) Hughes CG, Patel MB, Brummel NE, et al. Relationships between markers of neurologic and endothelial injury during critical illness and long-term cognitive impairment and disability. Intensive Care Med. 2018; 44: 345-55.

6) Li YN, Zhang Q, Yin CP, et al. Effects of nimodipine on postoperative delirium in elderly under general anesthesia: A prospective, randomized, controlled clinical trial. Medicine (Baltimore). 2017; 96: e6849.

7) Rappold T, Laflam A, Hori D, et al. Evidence of an association between brain cellular injury and cognitive decline after non-cardiac surgery. Br J Anaesth. 2016; 116: 83-9.

8) Woon FL, Dunn CB, Hopkins RO. Predicting cognitive sequelae in survivors of critical illness with cognitive screening tests. Am J Respir Crit Care Med. 2012; 186: 333-40.

9) Chen D, Chen J, Yang H, et al. Mini-Cog to predict postoperative mortality in geriatric elective surgical patients under general anesthesia: a prospective cohort study. Minerva Anestesiol. 2019. doi: 10.23736/S0375-9393.19.13462-1. (Epub ahead of print)

10) 日本集中治療医学会. 本邦の診療現場における PICS の実態調査アンケート結果報告. https://www.jsicm.org/news/upload/PICS20190709.pdf（2019/11/10 アクセス済）

11) Hoffmann T, Tornatore G. Early physical and occupational therapy in mechanically ventilated, critically ill patients resulted in better functional outcomes at hospital discharge. Aust Occup Ther J. 2009; 56: 438-9.

12) Rothenhäusler HB, Ehrentraut S, Stoll C, et al. The relationship between cognitive performance and employment and health status in long-term survivors of the acute respiratory distress syndrome: Results of an exploratory study. Gen Hosp Psychiatry. 2001; 23: 90-6.

13) Brummel NE, Girard TD, Ely EW, et al. Feasibility and safety of early combined cognitive and physical therapy for critically ill medical and surgical patients: the Activity and Cognitive Therapy in ICU (ACT-ICU) trial. Intensive Care Med. 2014; 40: 370-9.

III

認知機能障害

14) Jayasekara R, Procter N, Harrison J, et al. Cognitive behavioural therapy for older adults with depression: a review. J Ment Health. 2015; 24: 168-71.

15) Zhang Y, Su J, Wang J, et al. Cognitive behavioral therapy for insomnia combined with eszopiclone for the treatment of sleep disorder patients transferred out of the intensive care unit: A single-centred retrospective observational study. Medicine (Baltimore). 2018; 97: e12383.

16) Geense WW, van den Boogaard M, van der Hoeven JG, et al. Nonpharmacologic interventions to prevent or mitigate adverse long-term outcomes among ICU survivors: a systematic review and meta-analysis. Crit Care Med. 2019; 47: 1607-18.

17) Schmidt K, Worrack S, Von Korff M, et al. Effect of a primary care management intervention on mental health-related quality of life among survivors of sepsis: a randomized clinical trial. JAMA. 2016; 315: 2703-11.

18) Garrouste-Orgeas M, Flahault C, Fasse L. The ICU-Diary study: prospective, multicenter comparative study of the impact of an ICU diary on the wellbeing of patients and families in French ICUs. Trials. 2017; 18: 542.

〈近藤　豊〉

JCOPY 498-16620

Q

12

どのようなメンタルヘルス障害があるか？
（不眠，記憶障害，PTSD，不安，うつなど）

A
POINT

☑ うつ，不安，心的外傷後ストレス障害（PTSD）が PICS の精神障害を構成する要素である．

☑ 不安，うつの評価法としては，hospital anxiety and depression scale（HADS）があげられ，PTSD の評価法としては，IES-R questionnaire があげられる．

うつ，不安，心的外傷後ストレス障害（posttraumatic stress disorder：PTSD）が PICS の精神障害を構成する要素である．重症患者の生存者のうち，30％はうつ状態に苛まれ，70％は不安に苦しみ，10〜50％は PTSD を発症する[1, 2]．そのため，可能な限り精神的なアセスメントを行い，適切な対応が必要である．

2018 年にイギリスの 26 の ICU が参加した大規模な前向き観察研究が発表された．16 歳以上でレベル 3 の ICU 治療を少なくとも 24 時間以上受けた患者が対象とされ，ICU から退室後の 3 カ月，12 カ月にアンケート形式で hospital anxiety and depression scale（HADS）と PTSD check list-civilian（PCL-C）を評価した．その結果，21,633 名の ICU 入室患者のうち，13,155 名の生存患者にアンケートが送付され，4,943 名（38％）から回答を得た．うつ，不安，PTSD の割合はそれぞれ，40％，46％，22％であった 図 12-1．驚くべきことに，18％（870/4,943）の患者がうつ，不安，PTSD の全ての基準を満たしていた 図 12-2 [3]．このように，うつ，不安，PTSD は独立して存在するのではなく，高率にオーバーラップする，という認識が重要である．

Hopkins らは，ARDS 生存患者 74 名を 1，2 年間前向き観察研究を行い，うつ，不安発症のリスク因子を検討した．16％の患者が 1 年後にうつ状態となり，そのリスク因子として女性と若年者があげられた．しかしながら，論文中にその理由の記載や推測は見当たらなかった．また 1 年後の不安の発生の予測因子に

IV

精神障害

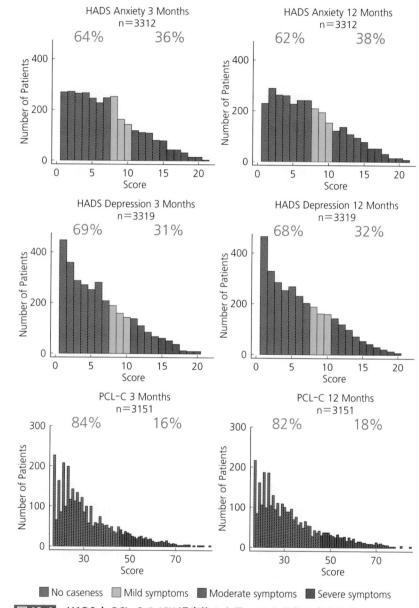

図 12-1　**HADS と PCL-C の ICU 退室後 3 カ月，12 カ月後の患者分布**

JCOPY 498-16620

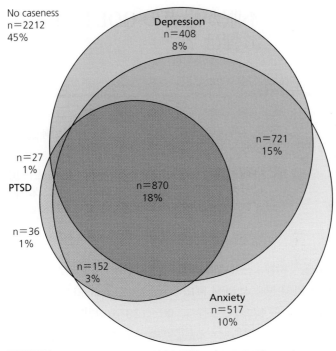

No caseness
n=2212
45%

Depression
n=408
8%

n=721
15%

n=27
1%

PTSD

n=870
18%

n=36
1%

n=152
3%

Anxiety
n=517
10%

図 12-2　Responders at 3 or 12 months（n=4,943）

年齢や性差は関係しなかった[4].

　Patel らは，呼吸不全やショックによる重症生存患者（退役軍人と民間人）255 名を対象に前向き観察研究を行い，退院 3 カ月と 12 カ月後に評価を行い，ICU 関連 PTSD の発生率とリスク因子を検討した．その結果，性別，年齢は有意な因子ではなく，既往歴としての PTSD と不安が有意な因子であった[5].

　基礎疾患としてうつ状態，うつ・不安，さらに PTSD が ICU 関連の精神障害発生リスク因子としてあげられる．また，低い教育レベルやアルコール依存も関連すると報告されている．

　ICU 治療後のメンタルヘルス障害の病態については，不眠や睡眠の質の低下が一因とも報告されているが，現在も各研究が続けられており，今後の成果が待たれる．

〈一二三亨〉

（文献は p.73 に記載）

Q ▶ 不眠が患者の QOL に与える
13 影響は？

A ▶ ☑ 人工呼吸管理中の患者には，高い確率で睡眠障害が生じて
POINT いる．

☑ 睡眠の質とせん妄の発生との因果関係など，患者の QOL
に与える影響は明確にされてはいないが，米国のガイドラ
インでも ICU での睡眠促進の重要性が指摘されている．

　睡眠とせん妄や精神に与える関連性は古くから多くの研究がなされてきた．正常睡眠は non-REM 睡眠と REM 睡眠に分けられ，non-REM 睡眠は睡眠の深さによって Stage1 から 4 に分けられる．90〜120 分の周期で繰り返し，睡眠の後半になるほど REM 睡眠が増加する 図 13-1 [6]．REM 睡眠では，覚醒に近い脳波となり，急速眼球運動や骨格筋の活動低下が起こり，一晩の睡眠の経過では，non-REM 睡眠と REM 睡眠で構成される周期的な変化を繰り返しながら，人間の生理的機能維持に必須とされる内分泌系，免疫系，精神神経系機能などの調節を行っていると推測される [7]．

　ICU 患者の睡眠の研究では，Cooper らが ICU 入室後に軽度から中等度の肺障害のある人工呼吸器管理中の患者 20 名に 24 時間の睡眠ポリグラフを装着して睡眠状態を評価した．結果 8 名の患者に睡眠障害を認め，睡眠パターンの異常を 5 名に認めた 図 13-2．この研究で人工呼吸器管理中の患者が睡眠の障害を高率に受けていることが明らかになった [8]．

　2018 年に米国集中治療学会より提唱された成人 ICU 患者に対する鎮痛・鎮静・せん妄管理ガイドライン改訂版，通称「PADIS ガイドライン」(Clinical Practice Guidelines for the Prevention and Management of Pain, Agitation/Sedation, Delirium, Immobility, and Sleep Disruption in Adult Patients in the ICU) において Sleep の項目があり，ICU での睡眠促進の重要性が示されている [9]．それによると，ungraded statements ながら，睡眠の質とせん妄の発生に

JCOPY 498-16620

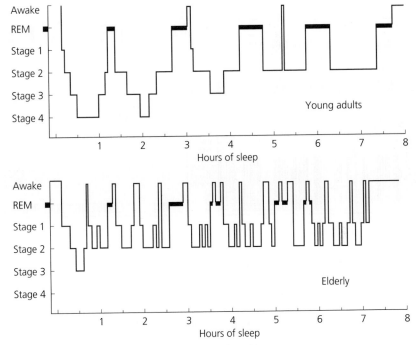

図 13-1 若年成人と高齢者の睡眠サイクルの比較

は関係があるが，因果関係は認められていない．睡眠の質と人工呼吸器管理期間，ICU 滞在期間，および ICU 死亡率との関連は不明である．さらに ICU 退室後の睡眠の質およびサーカディアンリズムの変化がアウトカムに与える影響は不明である，と記載されている [9]．

　Simons らは ICU での騒音（ノイズ）と睡眠の質との関連を調べるために 6 つの ICU で前向き観察研究を行った **図 13-3** [10]．**図 13-3** の Y 軸の LAeq は背景の騒音を示す．合計 64 名の患者に対して検討し，ノイズは睡眠の質の低下と有意に関連していた [10]．

（文献は p.73 に記載）

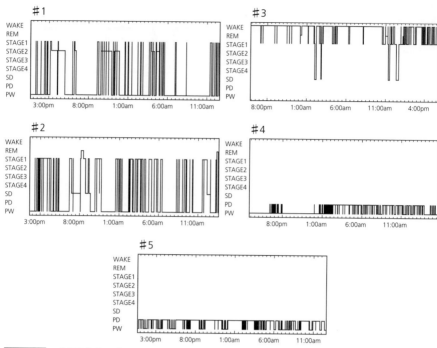

図 13-2 非開型睡眠群での 24 時間ヒプノグラム（患者 1〜5）

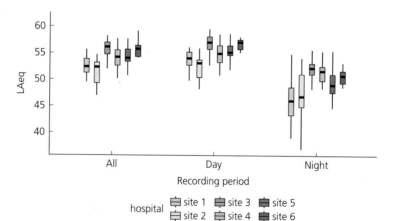

図 13-3 3 つの記録時間での 24 時間の平均音圧レベル（24h. 真夜中〜
真夜中，day（午前 7 時〜午後 11 時）night（午後 11 時〜午前
7 時）

音圧レベルとは音圧の大きさを基準値との比の常用対比において表現した量であ
り，単位はデシベル（dB）が用いられる.

〈一二三亨〉

Q 14 ▶ ICUにおける メンタルヘルス障害の評価法は？

A ▶
POINT

☑ PICSを疑う場合，可能であればメンタルヘルス障害の評価を行うことが望ましい．

☑ PICSに対して定められたスクリーニングテストは無いが，IES-R，HADSなどがあげられる．

PICSを疑う患者は可能であれば，メンタルヘルススクリーニングを受けるべきである．

PTSD，不安，うつ，などに対してたくさんのスクリーニングテストが存在するが，PICSに対して決められたスクリーニングテストは存在しない．以下に代表的なものを紹介する．

PTSDの評価としては，IES-R questionnaireが研究では報告されている[11]．IES-Rは，PTSDの症状評価尺度として国際的に評価が高い．また心理測定尺度としての信頼性と妥当性を検証し，心理検査法として保険診療報酬対象の認可を得ている．日本トラウマテック・ストレス学会ホームページ上に公開されている 図14-1 ．

不安，うつの評価法としては，hospital anxiety and depression scale（HADS）があげられ，多くの研究で使用されている[11-14]．

HADSの概要を下記に示す．

HADS日本語版の概要

Hospital anxiety and depression scale日本語版は，身体症状を持つ方の不安と抑うつの評価に使用される．

14項目から構成され，不安と抑うつの2つの下位尺度からなる自己記入式の評価尺度（不安について7項目，抑うつについて7項目）．

IES-R

お名前＿＿＿＿＿＿＿＿＿＿＿＿＿　（ 男・女 ＿＿歳）　記入日 H.＿＿年 ＿＿月 ＿＿日

　下記の項目はいずれも，強いストレスを伴うような出来事にまきこまれた方々に，後になって生じることのあるものです。＿＿＿＿＿＿＿＿＿＿＿＿＿＿に関して，**本日を含む最近の1週間**では，それぞれの項目の内容について，どの程度強く悩まされましたか。あてはまる欄に〇をつけてください。
　（なお答に迷われた場合は，不明とせず，もっとも近いと思うものを選んでください。）

	（最近の1週間の状態についてお答えください。）	0. 全くなし	1. 少し	2. 中くらい	3. かなり	4. 非常に
1	どんなきっかけでも，そのことを思い出すと，そのときの気もちがぶりかえしてくる。					
2	睡眠の途中で目がさめてしまう。					
3	別のことをしていても，そのことが頭から離れない。					
4	イライラして，怒りっぽくなっている。					
5	そのことについて考えたり思い出すときは，なんとか気を落ちつかせるようにしている。					
6	考えるつもりはないのに，そのことを考えてしまうことがある。					
7	そのことは，実際には起きなかったとか，現実のことではなかったような気がする。					
8	そのことを思い出させるものには近よらない。					
9	そのときの場面が，いきなり頭にうかんでくる。					
10	神経が敏感になっていて，ちょっとしたことでどきっとしてしまう。					
11	そのことは考えないようにしている。					
12	そのことについては，まだいろいろな気もちがあるが，それには触れないようにしている。					
13	そのことについての感情は，マヒしたようである。					
14	気がつくと，まるでそのときにもどってしまったかのように，ふるまったり感じたりすることがある。					
15	寝つきが悪い。					
16	そのことについて，感情が強くこみあげてくることがある。					
17	そのことを何とか忘れようとしている。					
18	ものごとに集中できない。					
19	そのことを思い出すと，身体が反応して，汗ばんだり，息苦しくなったり，むかむかしたり，どきどきすることがある。					
20	そのことについての夢を見る。					
21	警戒して用心深くなっている気がする。					
22	そのことについては話さないようにしている。					

（公財）東京都医学総合研究所

図 14-1　IES-R 日本語版質問紙

（作成者より許諾を得て掲載）

JCOPY 498-16620

HADS 日本語版の評価方法

❶緊張したり気持ちが張りつめたりすることが；

   1 しょっちゅうあった

   2 たびたびあった

   3 ときどきあった

   4 まったくなかった

❷むかし楽しんだことを今でも楽しいと思うことが；

   1 まったく同じだけあった

   2 かなりあった

   3 少しだけあった

   4 めったになかった

❸何か恐ろしいことが起ころうとしているという恐怖感を持つことが；

   1 しょっちゅうあって，非常に気になった

   2 たびたびあるが，あまり気にならなかった

   3 少しあるが気にならなかった

   4 まったくなかった

❹物事の面白い面を笑ったり，理解したりすることが；

   1 いつもと同じだけできた

   2 かなりできた

   3 少しだけできた

   4 まったくできなかった

❺心配事が心に浮かぶことが；

   1 しょっちゅうあった

   2 たびたびあった

   3 それほど多くはないが ときどきあった

   4 ごくたまにあった

❻機嫌の良いことが；

   1 まったくなかった

   2 たまにあった

   3 ときどきあった

　4 しょっちゅうあった

❼楽に座って，くつろぐことが；

　1 かならずできた

　2 たいていできた

　3 たまにできた

　4 まったくできなかった

❽仕事を怠けているように感じることが；

　1 ほとんどいつもあった

　2 たびたびあった

　3 ときどきあった

　4 まったくなかった

❾不安で落ちつかないような恐怖感を持つことが；

　1 まったくなかった

　2 ときどきあった

　3 たびたびあった

　4 しょっちゅうあった

❿自分の顔，髪型，服装に関して；

　1 関心がなくなった

　2 以前よりも気を配っていなかった

　3 以前ほどは気を配っていなかったかもしれない

　4 いつもと同じように気を配っていた

⓫じっとしていられないほど落ち着かないことが；

　1 しょっちゅうあった

　2 たびたびあった

　3 少しだけあった

　4 まったくなかった

⓬物事を楽しみにして待つことが；

　1 いつもと同じだけあった

　2 以前ほどはなかった

　3 以前よりも明らかに少なかった

　4 めったになかった

⓭突然，理由のない恐怖感（パニック）におそわれることが：

　1 しょっちゅうあった

　2 たびたびあった

　3 少しだけあった

　4 まったくなかった

⓮面白い本や，ラジオまたはテレビ番組を楽しむことが；

　1 たびたびできた

　2 ときどきできた

　3 たまにできた

　4 ほとんどめったにできなかった

HADS 日本語版の結果の解釈

各項目の得点は，高い方が不安と抑うつが強いことを示す．

不安に関する 7 項目と抑うつに関する 7 項目の得点をおのおの合計し，

0～7 点：不安または抑うつなし

8～10 点：不安または抑うつ疑い

11 点以上：不安または抑うつあり

〈一二三亨〉

（文献は p.73 に記載）

Q 15

ICU メンタルヘルス障害と
長期予後は？

POINT

- ☑ うつ，不安，PTSD などの ICU メンタルヘルス障害を起こすと，高率で精神障害の長期予後は悪化する．
- ☑ ICU での積極的な介入は，後の PTSD の発症を軽減させる．

　Patel らは，呼吸不全やショックによる重症生存患者（退役軍人と民間人）255 名を対象に前向き観察研究（退院 3 カ月，12 カ月後に評価）を行い，ICU 関連 PTSD の発生率とリスク因子，ICU 関連 PTSD の発生率を検討した研究では，12 カ月後の ICU 関連 PTSD は 12％であった[5]．

　Hatch らは，イギリスの 26 の ICU において 16 歳以上でレベル 3 の ICU 治療を少なくとも 24 時間以上受けた患者を対象とした前向き観察研究を行った．ICU から退室後の 3 カ月，12 カ月にアンケート形式で hospital anxiety and depression score（HADS）と PTSD Check List-Civilian（PCL-C）を評価した．その結果，21,633 名の ICU 入室患者のうち，13,155 名の生存患者にアンケートが送付され，4,943 名（38％）から回答を得た．ICU から退室後の 3 カ月後，うつ，不安，PTSD の割合はそれぞれ，40％，46％，22％であったが，12 カ月後のそれぞれのスコアーの推移を図 15-1 に示す．驚くべきことに，不安，うつのスコアーが 3 ポイント以上悪化した割合がそれぞれ，76％，81％であった．PTSD の場合には，PCL-C score において 7 ポイント以上悪化した割合が 84％であった[3]．これは，うつ，不安，PTSD を発症すると 1 年後にはさらにその症状が悪化することを意味している．さらに，HADS-D≧8 の患者は HADS-D＜7 に比べて 2 年後の有意に死亡率が高いことを報告している図 15-2．

　そのような状況の中，Kalfon ら[15] は 30 の ICU の 1,537 名の患者を対象に前向き研究を行い，誌上報告した．この研究は ICU での不快さを軽減させるための tailored multicomponent program による介入のクラスター RCT（IPREA3

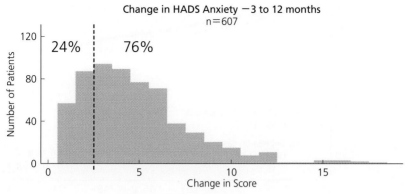

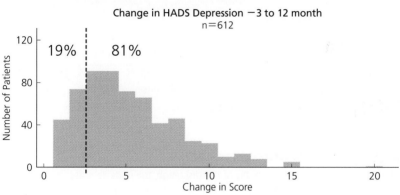

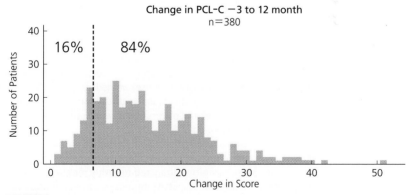

図 15-1 HADS と PCL-C の 3 カ月から 12 カ月にかけての変化

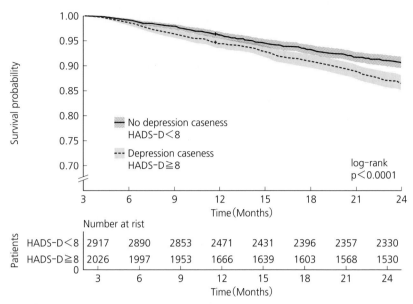

図 15-2 **HADS-D スコアーと生存曲線**

表 15-1 **Tailored multicomponent program**

1. Discomfort assessment. On the day of ICU discharge, the bedside nurse (or the assistant nurse) electronically administered the French 16-item questionnaire about ICU-related self-perceived discomfort (IPREA) to the included patients. Each participating ICU was supplied with electronic tablets with an Internet connection if it was not equipped with a computer and Internet access.

2. Feedback. Immediate feedback comprising the overall discomfort score and three concise electronic reminder messages corresponding to the discomforts reported with the highest scores was given to the bedside nurse (or the assistant nurse) immediately after the end of IPREA administration. Monthly feedback comprising cumulative discomfort scores of the ICU and their relative ranking compared to those of other ICUs in which the program was implemented was given to the two site champions.

3. Tailored site-targeted interventions based on monthly feedback were implemented in each ICU to reduce discomforts. Each site champion organized monthly meetings with the healthcare team (ICU clinicians, residents, nurses, assistant nurses, physiotherapists, and psychologists) to comment on the results and to select appropriate actions without any interference from the coordinating center or the steering committee. The actions were meant to target the most important perceived discomforts in the ICU or the discomforts that appeared most easily preventable. Site champions then had to identify any barriers of implementation and suggest solutions to resolve them.

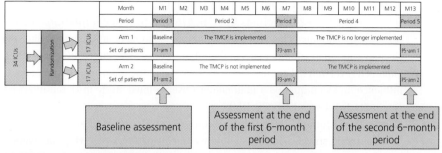

Month	M1	M2	M3	M4	M5	M6	M7	M8	M9	M10	M11	M12	M13

TMCP tailored multicomponent program

図 15-3　研究プロトコール

study)[16) の拡大版として行われた.

　Tailored multicomponent program の詳細を 表 15-1 に示す. また研究プロト
コールを提示する 図 15-3. 結果として, Tailored multicomponent program 群
がそうでない群に比べて 1 年後の PTSD の発症を有意に抑制した（p＝0.015）.
ICU での介入が 1 年後の PTSD の発症を軽減させるとの報告である.

❯ 参考文献（Q12〜Q15 の文献）

1）Harvey MA. The truth about consequences--post-intensive care syndrome in intensive care unit survivors and their families. Crit Care Med. 2012. 40: 2506-7.
2）Myers EA, Smith DA, Allen SR, et al. Post-ICU syndrome: Rescuing the undiagnosed. JAAPA. 2016; 29: 34-7.
3）Hatch R, Young D, Barber V, et al. Anxiety, depression and post traumatic stress disorder after critical illness: a UK-wide prospective cohort study. Crit Care. 2018; 22: 310.
4）Hopkins RO, Key CW, Suchyta MR, et al. Risk factors for depression and anxiety in survivors of acute respiratory distress syndrome. Gen Hosp Psychiatry. 2010; 32: 147-55.
5）Patel MB, Jackson JC, Morandi A, et al. Incidence and risk factors for intensive care unit-related post-traumatic stress disorder in veterans and civilians. Am J Respir Crit Care Med. 2016; 193: 1373-81.
6）Neubauer DN. Sleep problems in the elderly. Am Fam Physician. 1999; 59: 2551-60.
7）大藤　純. PICS の概念と対策. 四国医誌. 2018, 74: 89-100.
8）Cooper AB, Thornley KS, Young GB, et al. Sleep in critically ill patients requiring

mechanical ventilation. Chest. 2000; 117: 809-18.

9) Devlin JW, Skrobik Y, Gelinas C, et al. Clinical practice guidelines for the prevention and management of pain, agitation/sedation, deliriùm, immobility, and sleep disruption in adult patients in the ICU. Crit Care Med. 2018; 46: e825-e873.

10) Simons KS, Verweij E, Lemmens PMC, et al. Noise in the intensive care unit and its influence on sleep quality: a multicenter observational study in Dutch intensive care units. Crit Care. 2018; 22: 250.

11) Garrouste-Orgeas M, Flahault C, Vinatier I, et al. Effect of an ICU diary on posttraumatic stress disorder symptoms among patients receiving mechanical ventilation: a randomized clinical trial. JAMA. 2019; 322: 229-39.

12) Kredentser MS, Blouw M, Marten N, et al. preventing Posttraumatic Stress in ICU survivors: a single-center pilot randomized controlled trial of ICU diaries and psychoeducation. Crit Care Med. 2018; 46: 1914-22.

13) Knowles RE, Tarrier N. Evaluation of the effect of prospective patient diaries on emotional well-being in intensive care unit survivors: a randomized controlled trial. Crit Care Med. 2009; 37: 184-91.

14) Rosa RG, Falavigna M, da Silva DB, et al. Effect of flexible family visitation on delirium among patients in the intensive care Unit: The ICU Visits Randomized Clinical Trial. JAMA. 2019; 322: 216-28.

15) Kalfon P, Alessandrini M, Boucekine M, et al. Tailored multicomponent program for discomfort reduction in critically ill patients may decrease post-traumatic stress disorder in general ICU survivors at 1 year. Intensive Care Med. 2019; 45: 223-35.

16) Kalfon P, Baumstarck K, Estagnasie P, et al. A tailored multicomponent program to reduce discomfort in critically ill patients: a cluster-randomized controlled trial. Intensive Care Med. 2017; 43: 1829-40.

〈一二三亨〉

Q 16 ▶ PICS-F とは何か？

POINT

☑ PICS-F とは，ICU 退室後患者の家族にあらわれる PICS 症状のことである．

☑ うつ症状，不安症状，posttraumatic stress disorder (PTSD)：心的外傷後ストレス障害，パニック障害，複雑性悲嘆などのメンタルヘルス障害が起こりうる．

☑ 患者の精神状態と家族の精神状態はよく相関し，互いに影響を与えあっている．したがって，患者の PICS を改善したいと考えるならば，その家族員を含めた介入が効果的かもしれない．

重症疾患患者の家族にあらわれる精神障害

　PICS-F とは，postintensive care syndrome-family の略語で，ICU 退室後患者の家族にあらわれる PICS 症状のことである．とはいえ身体障害があるということではなく，家族，例えば患者の妻に何らかの精神的な症状があらわれることを指す言葉である．あなたのご家族が，突然重症病態となり ICU へ入室することを想像してもらうとよい．愛する家族が生死を分ける重い病態となっていることによりストレスを感じ，不安が強く眠りが浅くなるなどの状態となる．また，入院というだけでも変化が大きいにもかかわらず，ICU へ入室することなど家族の生活上の変化も大きくなる．仮に，病状が好転し退院できたとして，重症疾患後の患者の多くは何らかの PICS 症状を有しており，退院後も家族の手助けを必要とする．そのため日常生活上の制限が生じ，介護負担となる．家族は，こうした状況に追い込まれるため，その精神的な症状は多岐にわたり，例えばうつ症状，不安症状，posttraumatic stress disorder (PTSD)：心的外傷後ストレス障害，パニック障害などが起こる．また，不幸にも助からなかった患者の遺族には，複雑性悲嘆といって，通常よりも長い悲嘆症状により，日常生活に支障をきたすこと

表 16-1　PTSD：Post-traumatic stress disorder の各症状の時期別の発生頻度

Elements of PICS-F	Follow-Up	Prevalence
うつ症状	1 週間 1〜3 カ月 〜6 カ月まで 〜12 カ月まで	14.6〜66.7% 8〜48.5% 17.9% 6〜43.4%
不安症状	1 週間 1〜3 カ月 〜6 カ月まで	42〜66% 21〜49.3% 15〜24%
PTSD	3〜6 カ月	33.1%〜49.0%
負担感（Burden/Overload）	ICU 退室後〜2 カ月	36%
活動制限	1〜2 カ月	活動制限スコア（Activity Restriction Scale score）22.1〜23
複雑性悲嘆	3〜12 カ月	5〜46%

（Inoue S, et al. Acute Med Surg. 2019; 6: 233-46[2]）

　がある．また，こうした症状は，例えば，母，妻，息子 2 名という家族構成であれば，このうち複数人に症状があらわれることもある[1]．

PICS-F 発生率

　表 16-1 に PICS-F の主な構成要素（疾患・症状）とその発生率を示す[2]．調査方法や期間がバラバラなため，単純な比較は難しいが，短期間のうちから症状が観察され，長期にわたって高い割合で推移していることがわかる．特に発生率が高いものでは，半数近くの家族にメンタルヘルス障害が観察される．なお，活動制限スコア（activity restriction scale score）は，20 点ほどで友達が家に来ている程度の活動制限となり，その得点が高いほど制限が強い．今回示したデータでは，このスコアが 22.1〜23 点となっているため，常時誰かが遊びに来ているような活動の制限が 24 時間あることを意味している．そして，こうした精神的な負担の結果，家族の QOL は低下する[3]．

　そして，家族員と患者はよく影響しあう．特に精神状態は，影響を受けやすく，例えば，ブラジルで行われた研究では，家族のうつ傾向（HADS 得点）と患者のうつ傾向（HADS 得点）がよく相関することが報告されている[4]．要するに，患者（または家族）が精神的に落ち込んでいると，家族全体が何となく暗くなるといった感じである．なお患者—家族どちらの影響が強いかといえば，やは

り患者から家族への影響である（患者の精神状態が家族員の精神状態へ影響を及ぼしやすい）[5]．そして，こうした傾向はPTSDなどの他の症状でも確認されている[5]．したがって，患者のPICSを改善したいと考えるならば，その家族員を含めた介入が効果的かもしれない．

❯ 参考文献

1) Jones C, Skirrows P, Griffiths RD, et al. Post-traumatic stress disorder-related symptoms in relatives of patients following intensive care. Intensive Care Med. 2004; 30: 456-60.

2) Inoue S, Hatakeyama J, Kondo Y, et al. Post-intensive care syndrome: its pathophysiology, prevention, and future directions. Acute Med Surg. 2019; 6: 233-46.

3) Cameron J, Herridge MS, Tansey CM, et al. Well-being in informal caregivers of survivors of acute respiratory distress syndrome. Critical Care Medicine. 2006. 34: 81.

4) Fumis RR, Ranzani OT, Martins PS, et al. Emotional disorders in pairs of patients and their family members during and after ICU stay. PLoS One. 2015; 10: p. e0115332.

5) Rosendahl J, Brunkborst FM, Jaenichen D, et al. Physical and mental health in patients and spouses after intensive care of severe sepsis: a dyadic perspective on long-term sequelae testing the actor-partner interdependence Model. Critical Care Medicine. 2013; 41: 69-75.

〈櫻本秀明〉

V
P
I
C
S
-
F

Q 17 ▶ 何が ICU 患者家族のメンタルヘルスに影響を及ぼすか？
（リスクファクターなど）

POINT ▶

- ☑ ICU 患者の家族は，強い情動体験とともに睡眠障害，不安，疲労を抱え，物事の捉え方が歪みやすく認知処理能力が低下していることが多い．

- ☑ 家族が女性，患者の配偶者である場合，教育歴が低い，重症患児の親がシングルである場合，一人暮らし，精神疾患の既往，追加のストレスが加わった場合など家族側の要因がメンタルヘルスに影響を及ぼす．

- ☑ 患者が重症，若い，5 年未満の闘病生活，挿管したままで死亡，苦しそうに見える，死亡時に家族がいた場合などに PICS-F に関連した症状が見られやすい．

- ☑ 医療者とのコミュニケーションや意思決定に関連した要因がメンタルヘルスに影響を及ぼす．

　どういった家族に，PICS-F の症状はあらわれやすいのだろうか．その謎を解くため，まずは重症病態を患い ICU に入室した家族の経験していることをみていく．図 17-1 は，Family ICU syndrome（FICUS）と呼ばれる ICU 患者の家族に起こりうる精神的問題がなぜ起こるのかに関して図示したものである．これを紐解けば，その後長期にわたって PICS-F が起こる理由の一端に近づけるものと思う．ではさっそくみていこう．

強い情動体験

　突然の交通事故，重症病態，生と死，そういった状況に，患者家族は動揺し強い情動体験をすることになる．こうした強い感情の変化，例えば強い怒りや悲しみなどは正常な認知処理に悪影響を及ぼす．ときに受動的な意思決定となりやすく，長期的に見れば後悔の原因になる可能性を有している．

JCOPY 498-16620

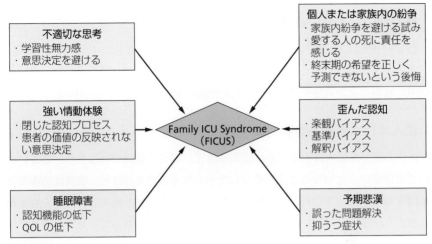

図 17-1 ICU 入室期間中に患者の家族が抱える問題

歪んだ物事の捉え方をしてしまう

　物事は捉え方 1 つで，良くも悪くもなる．突然の交通事故，重症病態，生と死，そういった情動的で不安となりやすい状況では，本来とは違う捉え方をしてしまってもおかしくはない．実際，高い不安を抱える個人は，この状況の捉え方が歪みやすいとされる．この物事の捉え方の歪みを認知バイアスといい，都合よく解釈してしまう（楽観バイアス），何事も悪く捉えてしまう（解釈バイアス），一般的な線引きと異なった個別の基準に固執してしまう（基準バイアス）などが存在する．

予期悲嘆により気分は落ち込み問題解決能力は低下

　予期悲嘆とは，悲しみの準備運動である．もしかしたら，死亡するのではないかと想像し，悲しみや怒り罪悪感といった感情を持つことになる．こうした反応は正常で，実際に訪れる悲嘆を和らげるとされる．ただし，悲しみや怒りといった感情を持つため，抑うつ的になり，思考能力が低下し問題解決能力に悪影響を及ぼす可能性も併せ持っている．

眠れない，すぐに目が覚める

　詳しい説明は Q18 に譲ることにするが，上記のような高い不安ストレス下にあることも影響し，多くの患者家族に睡眠障害が見られる．結果として，日中の眠気，疲れなどから思考は低下し正しい判断が難しくなる．

個人または家族内紛争

　ICU 入室した患者は重症であればあるほど，患者の意識がはっきりとしていないことが多い．ということは，そうした重大な局面であるほど，家族は治療などに関する意思決定を行わなければならなくなる．誰もが，他人の身体にふりかかる重大な決定を請け負いたいとは思わないだろう．したがって，意思決定者には必然的に，感情の変化が生まれる．さらに家族内で，意見が分かれる，コミュニケーションが不足するなどの状況になれば後悔は強くなる可能性がある．

自分自身で不適応な状態へ追い込む

　熱心な家族から時折『夫（ICU 入室した患者）に，何もしてあげられない．ただ，そばにいてあげることしか』などという相談を受けることがある．こうした不全感が繰り返されると，感じている家族は，『何をやっても無駄だ』という認識を形成しやすい．これを学習性無力感といい，うつ状態に類似した症状を呈し，家族が現在の状況に適応することを阻害する．結果として，何か行動を起こすこと，考えることを避けるようになる．家族の支えや決定が本当に必要な状況から逃げるようになりやすい．

　重症患者の家族がおかれている状況を理解していただいた．では続いて，研究論文などで一般的にリスクファクターとして報告されたものをご紹介する[1-4]．

家族側の特性

　家族が女性，患者の配偶者（夫または妻）である場合，教育歴が低い，重症患児の親がシングルである場合，一人暮らし，そもそも家族が精神的に脆弱（精神疾患の既往，うつや不安傾向，家族歴に精神疾患やうつ病など），追加のストレスが加わった場合などにより，PICS-F に関連した症状が見られやすいことが報

告されている.

患者および疾患に関連した特性

　患者が重症である，若い，5年未満の闘病生活（今回の病が急性のものであり，死亡した患者と接した期間が短いこと），挿管したままで死亡した場合，患者が穏やかな呼吸をしていなかった場合，死亡時に家族がいた場合，患者に「さよなら」が言えなかった場合などにPICS-Fに関連した症状が見られやすい．ちなみに，死亡時に患者のそばに家族がいた場合，PTSD，複雑性悲嘆ともにリスクは上昇すると報告されているが，これはそのまま死亡時に立ち会わせることを悪とするものではない．立ち会わせることがいけないというより，立ち会ったことが原因でPTSDになるのか，それとも患者の死亡に是が非でも立ち会いたいと思えるような関係性の深い家族が多かったことがPTSDの原因なのかわからない，といったようなことを意味している[5].

医療者とのコミュニケーションや意思決定に関連した要因

　医師に心遣いを感じられなかったこと，意思決定に関して他の家族成員と意見が違うこと，または実質上意思決定役割を担ったこと（意思決定を迫られた場合），医師と家族のコミュニケーションが不足していたことなどがPICS-Fのリスクファクターとされている．主に，家族員同士や医療者とのコミュニケーションの問題と考えることができる．実際に，インフォームドコンセントの時間が不十分で，情報が不完全であり，理解することが難しかった場合に，PTSD関連症状やうつ・不安傾向にあることが報告されている[6].また，患者自身が治療しないことを選択した場合，PICS-F症状，特に複雑性悲嘆およびPTSDのリスクは下がることが報告されており[4]，リビング・ウィルといった問題の大切さがうかがえる（ただし，アメリカにおいてでさえリビング・ウィルは全体の7.4%しか所持していない[7]).

　どうだろうか．ICU患者の家族がおかれている精神的な状況を加味して，報告されているリスクファクターをみわたせば，その状況ならばPICS-Fのように，さまざまなメンタルヘルス障害を起こしたとしても，意外だとは思わないのではないだろうか.

❷ **参考文献**

1) Davidson JE, Jones C, Bienvenu OJ. Family response to critical illness: Postintensive care syndrome-family. Crit Care Med. 2012. 40: 618-24.

2) Harvey MA, Davidson JE. Postintensive care syndrome: right care, right now… and later. Crit Care Med. 2016. 44: 381-5.

3) Siegel MD, Hayes E, Vanderwerker LC, et al. Psychiatric illness in the next of kin of patients who die in the intensive care unit. Crit Care Med. 2008. 36: 1722-8.

4) Gries CJ, Engelberg RA, Kross EK, et al. Predictors of symptoms of posttraumatic stress and depression in family members after patient death in the ICU. Chest. 2010. 137: 280-7.

5) Kentish-Barnes N, Chaize M, Seegers V, et al. Complicated grief after death of a relative in the intensive care unit. Eur Respir J. 2015. 45: 1341-52.

6) Azoulay E, Pochard F, Kentish-Barnes N, et al. Risk of post-traumatic stress symptoms in family members of intensive care unit patients. Am J Respir Crit Care Med. 2005. 171: 987-94.

7) Torke AM, Sachs GA, Helft PR, et al. Scope and outcomes of surrogate decision making among hospitalized older adults. JAMA Intern Med. 2014. 174: 370-7.

〈櫻本秀明〉

Q18 ▶ ICU 生存患者家族における睡眠障害のインパクトは？その原因は？

A POINT ▶

- ☑ ICU 退室後の家族の 58.1％に，中程度から重度の睡眠障害がみられる．

- ☑ 家族の睡眠障害は，ICU 入室時からみられ，ICU 退室 2 カ月後までほぼ改善しない．

- ☑ 2 カ月後の家族の睡眠時間は睡眠時間の平均は 351±105 分であった．中途覚醒は 66±60 分であった．

- ☑ 睡眠障害は，ICU 入室中の高いストレス，不安，緊張，恐怖などの感情と関連があり，患者が重症であるほどこうした症状は起こりやすい．

- ☑ 睡眠障害のある家族の約半数の患者は日中に眠気，中程度の倦怠感を有しており，また，これにより認知機能が低下する．

睡眠障害はどれくらいの割合で観察されるか

　睡眠障害とは寝つきが悪く，睡眠時間が短い，頻回に目が覚めてしまうといった症状が起こることを指す言葉である．ICU に 24 時間以上滞在した患者の家族・友人 94 名を対象としたアンケート調査の結果，睡眠の質が悪いまたはきわめて悪いと回答した家族は 43.5％であった．眠りの質の評価スケール得点において，中程度から重度の睡眠障害であった家族は 58.1％であった．逆に睡眠の質がよかった，またはとてもよかったと回答した家族は 15.2％にとどまっている [1]．

　また，ICU を退室した後も，こうした睡眠障害は観察されている．例えば，アメリカで行われた 28 名の ICU 退室後の患者家族に行われた調査において，ICU 入室 2 カ月後の睡眠の質は，入院時から 2 カ月目まで，平均的な睡眠の質は一貫して悪い状態にあり，半数以上の家族に睡眠障害が見られていた．睡眠時間の

平均は 351±105 分であった．中途覚醒は 66±60 分あった[2]．

なぜ眠れないのか

ICU 患者の家族に睡眠障害が起こる原因はいくつか存在する．その１つが高いストレスである．高いストレスを感じている家族ほど睡眠障害を高率で経験することが報告されている．また，睡眠障害の一般的な理由として，不安（43.6％），緊張（28.7％）と恐怖（24.5％）などの心理的な要因があるとされる[1]．そして，一般的に患者の重症度が高いほど（Acute Physiology and Chronic Health Evaluation（APACHE）II score が高いほど），睡眠障害，倦怠感，不安などの症状が多くなることが言われている．

こうした状況は，小児患者の家族においても同様である．ストレスレベルが高いほど不安やうつ症状が高く，また中程度〜重度の睡眠障害を有していると言われる．また，母親と父親では症状が異なり，一般的に母親の方がストレスが高く，子供の表情や行動，病室の音などでストレスを感じやすい[3]．

睡眠障害のもたらすもの

夜間眠れないため約半数の患者は日中に眠気を感じ[4]，中程度の倦怠感を感じている[13]．これはただ日中に眠いという問題だけではない．なぜなら日中の眠気は医療者からの説明に対する理解力の低下につながるからだ．この研究ではこのことも調査していて，15％の意思決定者に眠気からくる理解力の低下がみられていた[4]．この結果から考えると，われわれはコミュニケーションの質をよくする活動を行うだけではだめで，こうした受け取る側の身体状態を改善するような働きかけも同時に行う必要がある．また，同時に行うことで相乗的な効果も期待できるように思う．実際，睡眠障害の原因は精神的なものであることが多く，患者の健康状態に関する情報を十分にもらうこと（24.5％）やリラクゼーションテクニック（21.3％）によって多くの家族は睡眠状態がよくなったと語っている[1]．リラクゼーションなどによる十分な休息は家族の理解を促し，良好なコミュニケーションは家族の精神的を安定させ十分な睡眠へと誘うということであろう．

❯ 参考文献

1) Day A, Haj-Bakri S, Lubchansky S, et al. Sleep, anxiety and fatigue in family members of patients admitted to the intensive care unit: a questionnaire study. Crit Care. 2013; 17: R91.

2) Choi J, Tate JA, Donahoe MP, et al. Sleep in family caregivers of ICU survivors for two months post-ICU discharge. Intensive Crit Care Nurs. 2016; 37: 11-8.

3) Al Maghaireh DF, Abdullah KL, Chong MC, et al. Stress, anxiety, depression and sleep disturbance among Jordanian mothers and fathers of infants admitted to neonatal intensive care unit: A preliminary study. J Pediatr Nurs. 2017; 36: 132-40.

4) Verceles AC, Corwin DS, Afshar M, et al. Half of the family members of critically ill patients experience excessive daytime sleepiness. Intensive Care Med. 2014; 40: 1124-31.

〈櫻本秀明〉

V
PICS-F

Q 19

PICS-F をどのように認知するべきか？

A
POINT

- ☑ まずは PICS-F のリスクを評価すると良い．
- ☑ PICS-F を研究で妥当性・信頼性が担保されたツールで評価すること自体が，家族の負担となる可能性もある．
- ☑ ICU 滞在中から PICS-F 症状があり，長期的に多くの症状は継続する．そのため ICU 滞在中から PICS-F 症状を評価することは有効かもしれない．
- ☑ そのためには簡便なツールまたは，日常的な会話から PICS-F 症状を評価するということでいいのかもしれない．

PICS-F のリスクを認識する

　PICS-F（postintensive care syndrome-family）は，重症であったり挿管のままお亡くなりになったり，家族が若い，女性である，教育歴が低い，精神疾患の既往などがリスクである．他にも何点か PICS-F を引き起こしやすいリスク因子があるが，そちらに関しては Q17 を参考にして欲しい．ここで伝えたいことは，まず ICU 入室した段階で，PICS-F に関するリスクを認識する必要があるということである．せん妄などではリスク評価ツールなどが存在するが，残念ながら PICS-F には，そのような便利なツールは存在しない．したがって，リスク因子が多くあてはまるかといったことを注意深く評価していく必要がある．

何を，どのように評価するべきか？

　続いて，PICS-F はどのように認知・評価されているのかに関して説明を加える．PICS-F の症状は多岐にわたるため，それを評価するための評価ツールもまた多岐にわたる．さまざまな論文で，使用されている PICS-F 症状の評価ツールの一部を 表 19-1 に示す．各ツールは，実は評価する項目数も多い．例えば，

JCOPY 498-16620

表 19-1　PICS-F 症状の各項目と一般的な評価ツール

急性ストレス障害 心的外傷ストレス障害	・Acute Stress Disorder Scale（ASDS） ・Impact of Event Scale（IES） ・Impact of Event Scale-Revised（IES-R） ・Post-traumatic Stress Symptoms-14 inventory（PTSS-14）
うつ・不安症状	・Hospital Anxiety and Depression Scale（HADS） ・Beck Anxiety Inventory（BAI 不安） ・The Center for Epidemiologic Studies Depression Scale（CES-D うつ症状）
睡眠障害	・General Sleep Disturbance Scale（GSDS） ・Pittsburgh Sleep Quality Index（PSQI）
患者満足度・ニード	・The 14-item revised Critical Care Family Needs Inventory（CCFNI） ・Family Satisfaction in the ICU（FS-ICU） ・Critical Care Family Satisfaction Survey instrument: 20-item questionnaire
倦怠感	・Lee Fatigue Scale
死の質・看取りの質	・Family Satisfaction in the ICU（FS-ICU） ・Quality of End-of-Life Care（QEOLC） ・The Quality of Dying and Death（QODD） 　ICU 版 QODD 　1 項目版 QODD
複雑性悲嘆	・Prolonged Grief Disorder（PG-13） ・Inventory of Complicated Grief（ICG） ・Brief Grief Questionnaire（BGQ） ・Texas Inventory of Grief（TRIG）

（Glavan BJ, et al. Crit Care Med. 2008; 36: 1138[1]，Day A, et al. Crit Care. 2013; 17: R91[2]，Kentish-Barnes N, et al. Crit Care med. 2009; 37: S448-S456[3]）

PTSD の症状を評価するツールであれば，PTSS-14 などは 14 項目もある．これに他の症状，睡眠障害や満足度，うつ・不安症状なども評価するとなれば，おそらく症状を評価すること自体が負担となる可能性がある．そのためどのような評価ツールを，どう使用するかは慎重に行う必要がある（例えば，睡眠障害であれば，単に『最近眠れていますか？』と一言聞くだけでも良いのかもしれない）．また忙しい臨床の中で実現可能なのか．おそらく，PTSD とうつ症状などいくつかの症状を同時有しているであろうことが予測される．今後研究が進み，こうしたいくつかの症状を同時に評価するような仕組みができることを期待する．同時に，End of Life ケア の質評価ツールの QODD1 項目版 図 19-1[1] のように，簡便なツールの作成にも期待する．ちなみにこの QODD1 項目版と End-of-Life ケア

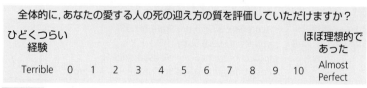

図 19-1 1 項目版 Quality of Dying and Death ［QODD］[1]

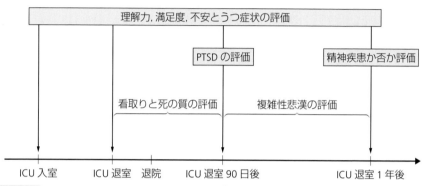

図 19-2 PICS-F 症状の評価時期と評価項目 [3]

の質は相関していることが報告されている [1]．こうしたツールを日常的に使用することで，より良いケアを模索しやすくなるかもしれない．

PICS-F の評価時期：いつ評価する

　PICS-F は ICU 滞在中から起こりえる．例えば，睡眠障害や，不安，うつ症状などは ICU 入室中から症状が見られ，半数近く（43％）の家族には 1 年後にも同様の症状がみられる．したがって，おそらく ICU に在室している間にこうした症状を有していそうか否か評価すると良い．ただし，こちらもそれぞれ信頼性・妥当性のあるツールを使用して評価することは，もしかしたら家族の負担になる可能性があるため，慎重に行う必要がある．ある論文などでは，**図 19-2** のように ICU に滞在中に疾患などの理解度，満足度とうつ・不安症状を，その後，死・看取りの質，その後 1 カ月を超えた後から PTSD 症状を，その後 1 年を経過して症状が残っているか確認し，精神疾患かどうかを評価する，とされている．

❷ 参考文献

1) Glavan BJ, Engelberg RA, Downey L, et al. Using the medical record to evaluate the quality of end-of-life care in the intensive care unit. Crit Care Med. 2008; 36: 1138.
2) Day A, Haj-Bakri S, Lubchansky S, et al. Sleep, anxiety and fatigue in family members of patients admitted to the intensive care unit: a questionnaire study. Crit Care. 2013; 17: R91.
3) Kentish-Barnes N, Lemiale V, Chaize M, et al. Assessing burden in families of critical care patients. Crit Care Med. 2009; 37: S448-S456.

〈櫻本秀明〉

V

PICS-F

Q 20 ▶ PICS-P とは何か？

A POINT ▶

☑ PICS-p とは，集中治療管理を経て救命された小児患者や その家族が負う PICS であり，2018 年に提唱されたばか りの新しい概念である．

☑ 小児患者は家族との相互依存関係が非常に強く，患者本人 の PICS と家族の PICS は不可分である．

☑ 成人患者や家族と同じく身体機能や認知機能，情動が長期 間にわたって損なわれるが，それに加えて患児や家族の社 会的存立に変化をきたす点も重視される．

☑ これらの機能障害の各構成要素はすべて患児の発達に影響 を与え，PICS からの回復の指向性もさまざまである．

小児重症患者の救命率の向上

過去 40 年間あまりの小児集中治療の発展にしたがって，小児重症患者の救命率は著しい改善を遂げてきた．1980 年代には死亡率は 10％を超えていたが，近年の先進各国の大規模な ICU 症例データベースからの報告によると，ICU 死亡率は軒並み 2〜3％程度，院内死亡率も 4〜5％程度にまで低下してきている．それとともに，合併症を抱えて救命された患児やその家族の存在がクローズアップされるようになり，合併症による機能障害が患児の成長・発達に及ぼす二次的影響も懸念されている[1-3]．

折しも 2012 年に PICS の概念が確立した際には，その中で小児生存患者とその家族に対しては特別な配慮が必要である旨が明記された．2018 年になりようやく小児の PICS が PICS-p としてその枠組みが提唱された[4]．

小児の PICS（PICS-P）の概念化と成人 PICS との違い

PICS-P の概念の枠組みを 図 20-1 に示す[4]．基本的な概念は成人の PICS と共

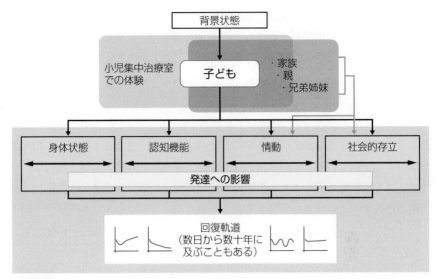

図 20-1 Post-Intensive Care syndrome-Pediatrics（PICS-P）の概念の枠組み
（Manning JC, et al. Pediatr Crit Care Med. 2018; 19: 298-300[4]）より引用）

通しているが，ここでは小児ならではの違いに着目したい．

　まず最も重要な前提として，小児は成人と異なり成長・発達中の存在であることへの理解が不可欠である．その過程で発生した重篤な疾患・病態の結果としての患児の機能障害や，家族（親，兄弟姉妹）の反応は，患児自身の発達や QOL に影響を及ぼす．

　2 つ目の違いとして，小児患者は病前からして親の監護下に生活を営んでおり，家族との相互依存の関係性は成人患者よりもはるかに密接である．当然のことながら，家族の心理・精神面での PICS は患児自身にも多大な影響を与えることになるため，PICS-p の概念の枠組みの中で患児の PICS と家族の PICS は重なり合うように位置づけられている．

　3 点目として，機能障害の構成要素が成人領域の PICS とは異なる．身体機能障害（physical health）や認知機能障害（cognitive health），情動障害（emotional health: 不安，抑うつ，PTSD など）の 3 つの要素に関しては，成人領域の PICS と同じである．加えて，PICS-p では社会的存立（social health; 注）という要素が掲げられており，患児本人のみならず家族にも適用される．具

体的には，患児が退院後に家庭生活や学校生活への復帰に支障をきたすことや，患児の入院に親が長期間付き添うことにより失職したり経済基盤が不安定になったりすること，また患児と同胞との関係性のこじれといった，家族機能の回復の問題があげられる．これらの4つの要素は複雑に絡み合って，患児やその家族の QOL，ADL のみならず，患児本人の発達に影響を及ぼす．

さらに，小児患者やその家族の PICS からの回復過程は，成人患者やその配偶者よりバリエーションが広いことが指摘されており[1]，さまざまな回復の指向性が図中に示されている．この回復の性向には，急性期の疾患・病態と病後に負った機能障害はもちろんのこと，患児の年齢層や発達段階，病前後の家族関係や社会的背景のすべてが複雑に影響するとされる．

〈注〉"Social health" に相当する正式な和訳は定まっておらず，現時点では著者独自の翻訳である．

PICS-P に関わる今後の課題

PICS-P の概念の枠組みは提唱されていまだ日が浅く，議論の叩き台といった位置づけであり，今後の検証過程を通じて定義が変化する可能性も否定できない．具体的には，以下に列記するような観点からの議論が不可避であると考えられる[5]．

第一に，小児重症患者において，成人と異なる概念の枠組みが本当に必要なのかという点である．特に，患児本人の社会的存立の問題は身体・認知・情動の機能障害に起因するとも捉えることができ，家族のそれに関しても医学的な機能障害とは趣を異にする感が否めない．

次に，対象となる小児患者をどのように選択するのか，という点も重要である．成人領域では敗血症患者などがハイリスク集団として知られているが，小児領域では疾患・病態群や急性期管理に加えて，患児の年齢層も重要であることは論を俟たないであろう．

さらに，評価方法も一筋縄にはゆかない．誰が，どのようなツールを用いて，どのようなタイミングで，どれくらいの期間にわたって患児をフォローアップしてゆくのかは，成人領域以上にきわめて悩ましい．なぜなら，小児特有の視点として，成長・発達のフォローアップと切り離せないからである．一案として，新生児領域（早産児医療）で長年取り組まれているように，急性期管理に関わった

医療者自身が年余にわたって外来でリハビリテーションをアレンジしながら発達をフォローするという手法があるが，発達の遅れに対する評価が甘くなりがちといった批判もある．現状でも重篤な経過を辿った患児の発達フォローは，多くの施設において通常の乳幼児健診や学校検診とは分けて行われているが，将来的には小児医療関係者や学校関係者，行政などに PICS-p の問題を体系的に広く周知し，包括的な評価や支援の体制を構築する必要があるだろう．また，年齢層ごとに異なりかつ複雑な評価ツールの代わりに，Functional status scale（FSS）[6] のような簡便で客観的な機能評価ツールをスクリーニング目的で利用できないかを検討してゆく必要もある．

　最後に，機能障害を負った患児やその家族の健康関連 QOL や ADL を向上するための介入に関して，急性期，および回復期の両面から探求してゆくことも喫緊の課題である．その介入は，患児の最終的な発達を最大化するものであることが望まれる．

まとめ

　救命されてからの人生が成人よりもはるかに長い小児患者にとって，急性期管理の合併症がもたらすさまざまな機能障害は，その家族が受ける影響とともに，成長・発達への影響がきわめて重大である．PICS-P の概念が確立することにより，生存患児と家族により質の高い生活とより良い発達をもたらす介入の研究が進むことが期待される．

❯ **参考文献**
1）Ong C, Lee JH, Leow MKS, et al. Functional outcomes and physical impairments in pediatric critical care survivors: a scoping review. Pediatr Crit Care Med. 2016; 17: e247-59.
2）Pinto NP, Rhinesmith EW, Kim TY, et al. Long-term function after pediatric critical illness: results from the survivor outcomes study. Pediatr Crit Care Med. 2017; 18: e122-30.
3）Inoue S, Hatakeyama J, Kondo Y, et al. Post-intensive care syndrome: its pathophysiology, prevention, and future directions. Acute Med Surg. 2019; 6: 233-46.
4）Manning JC, Pinto NP, Rennick JE, et al. Conceptualizing post intensive care syndrome in children — The PICS-p Framework. Pediatr Crit Care Med. 2018; 19:

VI

PICS-p

298-300.

5) Fink EL, Watson RS. PICS-p: It is about time (and family) ! But how did adult medicine beat pediatrics to a holistic view of the patient? Pediatr Crit Care Med. 2018; 19: 375-7.

6) Pollack MM, Holubkov R, Glass P, et al. Functional status scale: new pediatric outcome measure. Pediatrics. 2009; 124: e18-28.

〈川崎達也〉

Q 21 ▶ ABCDEFGH バンドルとは何か？

A
POINT ▶

☑ ABCDEFGH バンドルは PICS 対策として取り組むべき項目を A〜H の頭文字で提示したものである.

☑ 「ABCDE」は ICU における患者管理に関する項目である.

☑ 「FGH」は患者家族や ICU 退室後に関する項目である.

ABCDEFGH バンドルとは何か？

PICS という概念が提唱されて以降，PICS に関する学問的探求が進み，今も世界中でさまざまな取り組みや研究が行われている．中でも特に重要視されているのが，PICS を「予防する」ことである．一口に予防すると言っても，PICS に関連する因子は鎮痛薬や鎮静薬の使用，人工呼吸器管理，せん妄，患者家族など多岐にわたり，実際の臨床現場において何から始め，何をどうすれば良いのか戸惑うことも多い．そこで，体系的な PICS 対策として用いられるのが「ABCDEFGH バンドル」である．もとは ICU せん妄や ICU-AW（ICU-acquired weakness）の予防を目的として作られた「ABCDE バンドル」[1] に始まり，時代の変遷とともに修正され，「FGH」が追加されて現在の形に至る 表 21-1 [2, 3]．「ABCDE」が ICU における患者の管理に重点を置いたものであるのに対し，「FGH」は ICU 退室後や患者家族に焦点を当てたものである．

A: Assess, Prevent, and Manage Pain　痛みの評価，予防，マネジメント

ICU に入室している患者にとって痛みは最も一般的かつ重大な症状である．痛みの評価には主観的評価スケールの NRS（Numerical Rating Scale）[4] や客観的評価スケールの BPS（Behavioral Pain Scale）[5]，CPOT（Critical-Care Pain Observation Tool）[6] が用いられる．痛みの管理にはオピオイドや非オピオイド

<table>
表 21-1   ABCDEFGH バンドルの内容
</table>

A	Assess, prevent, and manage pain	痛みの評価，予防，マネジメント
B	Both Spontaneous Awakening Trials (SAT) and Spontaneous Breathing Trials	覚醒トライアル (SAT) と呼吸器離脱トライアル (SBT) の実践
C	Choice of analgesia and sedation	鎮痛薬と鎮静薬の選択
D	Delirium: assess, prevent, and manage	せん妄の評価，予防，マネジメント
E	Early mobility and Exercise	早期離床
F	Family engagement and empowerment Follow-up referrals Functional reconciliation	家族を含めた対応 転院先への紹介状 機能的回復
G	Good handoff communication	良好な申し送り，伝達
H	Handout materials on PICS and PICS-F	PICS や PICS-F についての書面での情報提供

(Vasilevskis EE, et al. Chest. 2010; 138: 1224-33[1]) /Ely EW. Crit Care Med. 2017; 45: 321-30[2]) / Davidson JE, et al. Am Nurse Today. 2013; 8: 32-8[3]))

性鎮痛薬などを用いた薬理学的介入と，マッサージや局所冷却といった非薬理学的介入があり，痛みの評価をもとに個々の症例に応じて適切な鎮痛管理，予防のプランを立てることが重要である．

B: Both Spontaneous Awakening Trials (SAT) and Spontaneous Breathing Trials　覚醒トライアル (SAT) と呼吸器離脱トライアル (SBT) の実践

人工呼吸器管理中の患者に対して，鎮静薬の使用を最小限にして覚醒を促す試み（Spontaneous Awakening Trial: SAT）と呼吸器を離脱する試み（Spontaneous Breathing Trial: SBT）を毎日組み合わせて実践する．いずれも鎮静薬の使用を減らし，浅い鎮静レベルを保つことで，結果的に人工呼吸期間や ICU 滞在期間の短縮を目標としている．鎮静薬の投与量調整に関するプロトコルの整備や，医療者間での認識の共有が重要である．

C: Choice of Analgesia and Sedation　鎮痛薬と鎮静薬の選択

ICU で用いられる鎮痛薬や鎮静薬は多岐にわたる．以前からベンゾジアゼピンの使用はせん妄発症の独立したリスク因子であることが知られており[7]，PADISガイドラインにおいてはプロポフォールやデクスメデトミジンなどの非ベンゾジアゼピンの使用が推奨されている[4]．各薬剤の利点と欠点を十分に理解した上

で，患者の病状や治療目標に応じて適切な薬剤を選び，投与量を適正化すること
が重要である．

D: Delirium: Assess, Prevent, and Manage　せん妄の評価，予防，マネジメント

ICU で生じるせん妄は過活動型せん妄と低活動型せん妄，両者が混在した混合型せん妄に分類される．特に低活動型せん妄は見逃されやすく，長期的な予後も悪いことが知られている[8]．ICU でのせん妄を評価するために，CAM-ICU（Confusion Assessment Method for the ICU）[9] や ICDSC（Intensive Care Delirium Screening Checklist）[10] などの評価スケールが用いられる．患者が持つせん妄のリスク因子を把握し，せん妄の有無を正しく評価することで，せん妄の早期発見と重点的なケアにつなげることができる．

E: Early Mobility and Exercise　早期離床

早期離床はせん妄や ICU-AW の発症率を低下させ，PICS を予防する効果的な介入である[11]．しかしその性質上，転倒やチューブ類の事故抜去などの有害事象が懸念される．痛みのコントロールや鎮静薬の選択，せん妄の管理など他のバンドルの項目が適切に管理されて初めて安全かつ有効に実施することができる．実施にあたっては医師，看護師，理学療法士など，多職種の連携が不可欠であり，各施設で実施基準や早期離床のプロトコルを整備することが重要である．

F: Family Engagement and Empowerment　家族を含めた対応
Follow-up Referrals　転院先への紹介状
Functional Reconciliation　機能的回復

❶ Family Engagement and Empowerment　家族を含めた対応

家族を含めた対応は近年特に重要視されている[2,3]．ICU での治療計画は家族の希望や協力なくして成立しない．医療者と患者，患者家族が密にコミュニケーションをとり，協働して治療を進めていくことで，患者の安心感や家族の不安軽減につながる．家族自身へのケアや支援も忘れてはならない．家族を含めた対応を充実させることで，患者の PICS 予防はもとより家族に生じる PICS-F の予防も期待される．

❷ Follow-up Referrals　転院先への紹介状

　転院先への紹介状には PICS や PICS-F に関する情報を記載する．呼吸療法士や理学療法士，作業療法士，言語聴覚士といった職種の情報，精神科的な情報，経済的問題に関する情報なども必要に応じて記載する．

❸ Functional Reconciliation　機能的回復

　機能的回復とは患者の入院前の状態を参考に，現在の状態を以前の元気な状態へと回復させていくことである．回復できない部分は現在の状態に合わせて適応させていくことも含まれる．医師，看護師，理学療法士が連携して治療方針や機能回復に向けた計画を立て，実行していくことが重要である．

G：Good Handoff Communication　良好な申し送り，伝達

　ICU を退室して一般病棟へ移る際の良好な申し送りと伝達のことである．患者の病歴だけでなく，PICS や PICS-F に関する情報を共有することが求められる．伝達ミスやコミュニケーション障害を防止するために，施設ごとに標準化した書式や口頭での申し送りのプロトコルを作成することが望ましい．

H： Handout Materials on PICS and PICS-F　PICS や PICS-F についての書面での情報提供

　PICS や PICS-F に関する情報を患者と家族に書面で提供することである．ICU 入室中や ICU 退室後の出来事は多くの患者や家族にとって経験したことのないことであり，大きな不安を抱かせる原因である．書面を用いて情報提供することで，患者と家族の安心感につながり，その先に生じる出来事に備えることが可能になる．具体的な方法として，パンフレットの配布や ICU 日記の活用などがあげられる．

◆　参考文献

1）Vasilevskis EE, Ely EW, Speroff T, et al. Reducing iatrogenic risks: ICU-acquired delirium and weakness-crossing the quality chasm. Chest. 2010; 138: 1224-33.
2）Ely EW. The ABCDEF Bundle: science and philosophy of how ICU liberation serves patients and families. Crit Care Med. 2017; 45: 321-30.
3）Davidson JE, Harvey MA, Schuller J. Post-intensive care syndrome: What it is and how to help prevent it. Am Nurse Today. 2013; 8: 32-8.

4) Devlin JW, Skrobik Y, Gélinas C, et al. Clinical Practice Guidelines for the Prevention and Management of Pain, Agitation/Sedation, Delirium, Immobility, and Sleep Disruption in Adult Patients in the ICU. Crit Care Med. 2018; 46: e825-e873.

5) 日本集中治療医学会 J-PAD ガイドライン作成委員会. 日本版・集中治療室における成人重症患者に対する痛み・不穏・せん妄管理のための臨床ガイドライン. 日集中医誌. 2014; 21: 544, Table 3.

6) 日本集中治療医学会 J-PAD ガイドライン作成委員会. 日本版・集中治療室における成人重症患者に対する痛み・不穏・せん妄管理のための臨床ガイドライン. 日集中医誌. 2014; 21: 544, Table 4.

7) Seymour CW, Pandharipande PP, Koestner T, et al. Diurnal sedative changes during intensive care: impact on liberation from mechanical ventilation and delirium. Crit Care Med. 2012; 40: 2788-96.

8) Robinson TN, Raeburn CD, Tran ZV, et al. Motor subtypes of postoperative delirium in older adults. Arch Surg. 2011; 146: 295-300.

9) 日本集中治療医学会 J-PAD ガイドライン作成委員会. 日本版・集中治療室における成人重症患者に対する痛み・不穏・せん妄管理のための臨床ガイドライン. 日集中医誌. 2014; 21: 558, Table 13.

10) 日本集中治療医学会 J-PAD ガイドライン作成委員会. 日本版・集中治療室における成人重症患者に対する痛み・不穏・せん妄管理のための臨床ガイドライン. 日集中医誌. 2014; 21: 559, Table 14.

11) Schweickert WD, Pohlman MC, Pohlman AS, et al. Early physical and occupational therapy in mechanically ventilated, critically ill patients: a randomised controlled trial. Lancet. 2009; 373 (9678): 1874-82.

〈西田岳史　山川一馬〉

VII

予防と治療

Q 22 ▶ ABCDEFGH バンドルは PICS を予防できるか？

POINT

- ☑ ABCDEFGH バンドルを構成する項目それぞれに PICS を予防する効果がある.
- ☑ バンドルを導入することで各項目を漏れなく実行することができるようになり，効率的な PICS 予防に活かすことができる.
- ☑ バンドルの普及と臨床現場への応用，さらにはバンドル診療の有用性の評価が今後の課題である.

バンドルの各項目による PICS 予防

　ABCDEFGH バンドルの中でも前半の A〜E の各項目は，ICU における患者管理に関する項目であり，患者の短期予後・長期予後に直接影響を与える重要な因子である. 28 日死亡率や人工呼吸期間，ICU 滞在期間といった短期的なアウトカムだけでなく，長期の生存率や退院後の機能予後，生活の質（Quality of Life: QOL），心的外傷後ストレス障害（posttraumatic stress disorder: PTSD）の発症などとの関連が報告されている. 2018 年に公表された重症患者の ICU 管理に関する「PADIS ガイドライン」[1] で提示されている推奨の大半は，A〜E の各項目に関することで占められている.

　一方，F〜H の各項目は比較的新しい診療コンセプトであり，A〜E の項目と比較するとエビデンスの蓄積はまだ乏しい. データとして表しにくい側面もあるため，概念的な議論に終始しがちである. F〜H の中でも患者家族に関する項目である「F」は PICS-F に示されている通り，近年関心が高まっているテーマである. ICU 退室後も患者の近くで長く共に過ごすことになる家族への対応は，PICS 予防，PICS-F 予防において重要な項目である.「PADIS ガイドライン」においても ABCDE に F を加えた「ABCDEF バンドル」を用いることが推奨されている. 長期予後を見据えた対応としては，ICU 退室後の一般病棟や転院先との情報共有

表22-1　ABCDEFGH バンドルの各項目と PICS に関する主な報告

バンドルの項目	著者	発表年	研究デザイン	対象症例数	論文主旨
A: 痛みの評価, 予防, マネジメント	Myhren ら[2]	2010 年	前方視的コホート研究	194 例	痛みの記憶が心的外傷後ストレス障害 (PTSD) の発症の独立したリスク因子である.
B: 覚醒トライアル (SAT) と呼吸器離脱トライアル (SBT) の実践	Girard ら[3]	2008 年	ランダム化比較試験	336 例	SAT と SBT を組み合わせることで人工呼吸器期間や ICU 滞在期間, 入院期間が短縮し, 1 年間の死亡率が低下する.
C: 鎮痛薬と鎮静薬の選択	Pandharipande ら[4]	2007 年	ランダム化比較試験	106 例	デクスメデトミジン投与群はロラゼパム投与群と比較してせん妄または昏睡ではない日数が長かった.
	Riker ら[5]	2009 年	ランダム化比較試験	366 例	デクスメデトミジン投与群はミダゾラム投与群と比較して人工呼吸期間が短く, せん妄の発症が少なかった.
D: せん妄の評価, 予防, マネジメント	Ely ら[6]	2004 年	前方視的コホート研究	275 例	せん妄の発症が 6 か月死亡率の上昇, 入院期間の延長の独立したリスク因子である.
	Pandharipande ら[7]	2013 年	前方視的コホート研究	821 例	せん妄の持続期間が長いほど長期的な認知機能が悪化する.
E: 早期離床	Schweickert ら[8]	2009 年	ランダム化比較試験	104 例	早期離床によって退院時の Barthel Index および機能的自立度が有意に改善する.
F: 家族を含めた対応, 転院先への紹介状, 機能的回復	Phipps ら[9]	2007 年	前方視的コホート研究	81 例	家族が ICU ラウンドに参加することで, 治療に参加しているという感覚を持つことができ, 患者のケアをより良く理解できる.

VII

予防と治療

表 22-1 つづき

G: 良好な申し送り, 伝達	Usher ら[10]	2016 年	後方視的コホート研究	335 例	ICU 患者が転院する際に書面での引継ぎが十分になされることで, 患者の死亡率が低下し, 有害事象が減る.
H: PICS や PICS-F についての書面での情報提供	Jones ら[11]	2010 年	ランダム化比較試験	352 例	ICU 日記を活用することで新規の PTSD 発症が抑制される.

もまた重要な項目である.

　ABCDEFGH バンドルの各項目と PICS に関する主な報告を 表22-1 [2-11] にまとめた.

ABCDE バンドルによる PICS 予防

　ABCDE バンドルの有用性について, バンドルの導入前後で比較検討した単施設の前向き観察研究が報告されている [12]. ABCDE バンドル導入後は導入前と比較して人工呼吸器非装着期間が約 3 日長くなり, せん妄の発症率が約 15％低下し, ICU で離床している患者の割合が約 18％増え, 院内死亡率が約 8％低下した. ABCDE 各項目の改善が他の項目に良い影響を与え, 好循環をもたらすと考えられる. この研究では ABCDE バンドルの導入に伴う有害事象についても検討されている. 懸念された事故抜管や身体抑制の使用などについては, バンドルの導入前後での変化は見られなかった.

ABCDEF バンドルによる PICS 予防

　Barnes-Daly らは 6,064 例の ICU 患者を対象に, ABCDEF バンドルの遵守率と生存率, せん妄の関連について検討した多施設前向き観察研究を報告している [13]. 全バンドルの遵守率が 10％上昇するごとに院内生存率は 7％上昇し 図22-1-A, せん妄あるいは昏睡ではない日数が 2％増加した 図22-2-A. バンドルの部分的な遵守率の場合, 10％増加するごとに院内生存率は 15％上昇し 図22-1-B, せん妄あるいは昏睡ではない日数が 15％増加した 図22-2-B.

　Pun らは 15,000 例以上の ICU 患者を対象にした多施設前向き観察研究で,

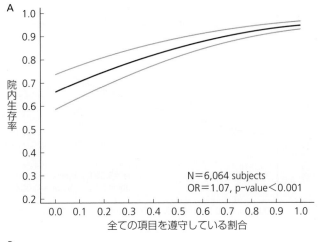

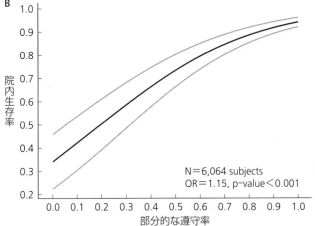

図 22-1　ABCDEF バンドルの遵守率と院内生存率
A：全ての項目を遵守している割合（横軸）と院内生存率（縦軸）
B：部分的な遵守率（横軸）と院内生存率（縦軸）
（Barnes-Daly MA, et al. Crit Care Med. 2017; 45: 171-8[13] から引用）

ABCDEF バンドルの全ての項目を実施することで，7 日以内の死亡率や翌日の人工呼吸器管理の割合，昏睡もしくはせん妄の発症率，身体抑制の使用率，ICU への再入室率，施設退院の割合といった項目がいずれも改善したと報告している．また，バンドルの遵守率が高いほど翌日の人工呼吸器管理の割合，昏睡もしくはせん妄の発症率，身体抑制の使用率が低下する傾向にあることが示され

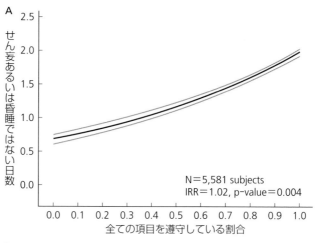

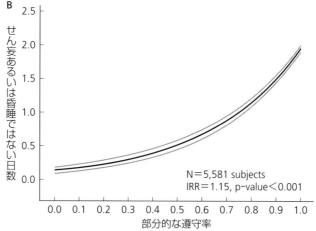

図 22-2　ABCDEF バンドルの遵守率とせん妄あるいは昏睡ではない日数

A：全ての項目を遵守している割合（横軸）とせん妄あるいは昏睡ではない日数（縦軸）
B：部分的な遵守率（横軸）とせん妄あるいは昏睡ではない日数（縦軸）
（Barnes-Daly MA, et al. Crit Care Med. 2017; 45: 171-8[13] から引用）

た 図 22-3．一方，患者が感じる痛みに関しては，バンドルの遵守率が高いほど痛みを伴いやすいという結果であった 図 22-3．

バンドルを完全に遵守することが最善ではあるが，全てではなくてもバンドルの各項目を１つでも多く実践することが PICS 予防につながると考えられる．

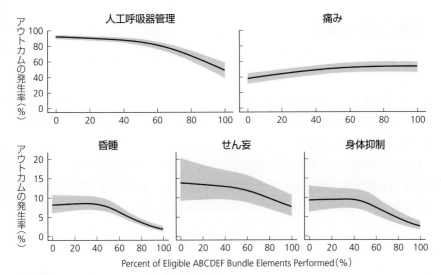

図 22-3 ABCDEF バンドルの遵守率と各アウトカム
(Pun BT, et al. Crit Care Med. 2019; 47: 3-14[14]) から引用)

しかしながら，これらの観察研究に共通して考慮する必要があるバイアスとして，選択バイアスや交絡があげられる．すなわち，バンドル遵守の可否そのものが患者重症度や原疾患によって左右されている可能性が高い．治療のために鎮静や安静が優先されることもあれば，重症である程バンドルの遵守が難しくなることもある．ランダム化比較試験による質の高い評価が求められる．

ABCDEFGH バンドルによる PICS 予防

「ABCDE バンドル」や「ABCDEF バンドル」が PICS を予防することを示唆する報告は散見されるが，残念ながら GH の項目を加えた「ABCDEFGH バンドル」が PICS を予防するという報告はまだない． 表22-1 に示した通り GH の項目にも PICS を予防する効果があることが示唆されている．従来のバンドルに GH を追加し，診療プロセスがより充実したものになれば，PICS の予防効果がさらに高まる可能性がある．今後，各施設における症例の蓄積，経験の積み重ねによって，PICS 対策における ABCDEFGH バンドルの意義が明らかになることを期待する．

課題と今後の展望

ABCDE バンドルが提唱されてから約 10 年，現在の ABCDEFGH バンドルに至るまで，PICS 対策にバンドルで取り組むことの有用性が認知されるようになり，PICS 予防に対して着実に成果を上げている．しかしながら，いかに ABCDEFGH バンドルが PICS 予防に有用であることが示されようとも，実際の臨床現場で活用されなければ意味がない．

Morandi らが 2016 年に欧米やアジア，アフリカ，オセアニアなど全世界の ICU を対象に実施したアンケート調査 [15] によると，47 カ国 1,521 人の回答の中で ABCDEF バンドルを使用していたのは約 57％にとどまっていた．本邦においては，日本集中治療学会が 2019 年に実施した「本邦の診療現場における PICS の実態調査に関するアンケート」[16] の中で，「ABCDEF バンドル」という用語が ICU で周知され使用していると答えた回答者の割合が 57％であった．

ABCDEFGH バンドルが PICS 予防に有用であるという知見を積み重ねることは重要だが，それだけでは PICS を予防することはできない．バンドルを広く ICU に普及させ，臨床現場に応用し，患者に還元して初めて PICS 予防につながることが期待される．

❯ 参考文献

1) Devlin JW, Skrobik Y, Gélinas C, et al. Clinical Practice Guidelines for the Prevention and Management of Pain, Agitation/Sedation, Delirium, Immobility, and Sleep Disruption in Adult Patients in the ICU. Crit Care Med. 2018; 46: e825-e873.

2) Myhren H, Ekeberg O, Tøien K, et al. Posttraumatic stress, anxiety and depression symptoms in patients during the first year post intensive care unit discharge. Crit Care. 2010; 14: R14.

3) Girard TD, Kress JP, Fuchs BD, et al. Efficacy and safety of a paired sedation and ventilator weaning protocol for mechanically ventilated patients in intensive care (Awakening and Breathing Controlled trial): a randomised controlled trial. Lancet. 2008; 371 (9607): 126-34.

4) Pandharipande PP, Pun BT, Herr DL, et al. Effect of sedation with dexmedetomidine vs lorazepam on acute brain dysfunction in mechanically ventilated patients: the MENDS randomized controlled trial. JAMA. 2007; 298: 2644-53.

5) Riker RR, Shehabi Y, Bokesch PM, et al. Dexmedetomidine vs midazolam for

sedation of critically ill patients: a randomized trial. JAMA. 2009; 301: 489-99.

6）Ely EW, Shintani A, Truman B, et al. Delirium as a predictor of mortality in mechanically ventilated patients in the intensive care unit. JAMA. 2004; 291: 1753-62.

7）Pandharipande PP, Girard TD, Jackson JC, et al. Long-term cognitive impairment after critical illness. N Engl J Med. 2013; 369: 1306-16.

8）Schweickert WD, Pohlman MC, Pohlman AS, et al. Early physical and occupational therapy in mechanically ventilated, critically ill patients: a randomised controlled trial. Lancet. 2009; 373 (9678): 1874-82.

9）Phipps LM, Bartke CN, Spear DA, et al. Assessment of parental presence during bedside pediatric intensive care unit rounds: effect on duration, teaching, and privacy. Pediatr Crit Care Med. 2007; 8: 220-4.

10）Usher MG, Fanning C, Wu D, et al. Information handoff and outcomes of critically ill patients transferred between hospitals. J Crit Care. 2016; 36: 240-45.

11）Jones C, Bäckman C, Capuzzo M, et al. Intensive care diaries reduce new onset post traumatic stress disorder following critical illness: a randomised, controlled trial. Crit Care. 2010; 14: R168.

12）Balas MC, Vasilevskis EE, Olsen KM, et al. Effectiveness and safety of the awakening and breathing coordination, delirium monitoring/management, and early exercise/mobility bundle. Crit Care Med. 2014; 42: 1024-36.

13）Barnes-Daly MA, Phillips G, Ely EW. Improving hospital survival and reducing brain dysfunction at Seven California Community Hospitals: implementing PAD Guidelines via the ABCDEF bundle in 6,064 patients. Crit Care Med. 2017; 45: 171-8.

14）Pun BT, Balas MC, Barnes-Daly MA, et al. Caring for critically Ill patients with the ABCDEF Bundle: results of the ICU liberation collaborative in Over 15,000 adults. Crit Care Med. 2019; 47: 3-14.

15）Morandi A, Piva S, Ely EW, et al. Worldwide survey of the "assessing pain, both spontaneous awakening and breathing trials, choice of drugs, delirium monitoring/management, early exercise/mobility, and family empowerment" (ABCDEF) bundle. Crit Care Med. 2017; 45: e1111-e22.

16）日本集中治療学会　PICS 対策・生活の質改善検討委員会．本邦の診療現場における PICS の実態調査に関するアンケート．2019.

〈西田岳史　山川一馬〉

コラム ▶▶▶

ABCDEFGH バンドルに "I（愛）" を加えたら…

　バンドルの役割は臨床現場で必要な項目をわかりやすく表記し，抜けなく効率的に実践することである．「ABCDEFGH バンドル」は PICS 対策として広く知られているが，果たして全てを網羅できているだろうか．そもそもこのバンドルは「ABCDE」に始まり，内容の修正や「FGH」の追加など，時代に即した形で変化し続けている．治療技術が発展し，医療が豊かになりつつある今，PICS 対策に求められるものは何か？

　それは "I（愛）" である．忙しい ICU において，われわれ医療者はややもすると患者や家族の心に寄り添うことを忘れてしまいがちである．ABCDEFGH バンドルを淡々とこなすだけでも PICS を予防できるかもしれないが，やはりどこか無機質に感じられる．バンドルに "I（愛）" を加えることで治療やケアの質が向上すれば，結果的に PICS や PICS-F を予防することにつながるだろう．AI（エーアイ：人工知能）が活躍の場を拡げる昨今，私が考える臨床現場における "I（愛）" は，日本人の心に根差した "おもてなし" の精神である．皆様も明日からの臨床に "I（愛）" を取り入れてみてはいかがだろうか．

〈西田岳史〉

Q 23 ▶ PICS の予防に 早期リハビリテーションを 行うか？

A POINT ▶

☑ ICU 患者に対する早期リハビリテーションは，身体機能や ADL が改善し，ICU 在室日数や在院日数が短縮する効果 が期待される．

☑ PICS のドメインのうち認知機能や精神機能に対する早期 リハビリテーションの有効性は証明されていない．

PICS とは

　集中治療室（intensive care unit: ICU）を退室した重症患者では，運動機能や認知機能，メンタルヘルスの障害が発生し，退院から数年にわたり残存することが知られている．加えて，抑うつや不安などメンタルヘルスの障害は，患者本人だけでなく家族においても発生する．米国集中治療医学会のステークホルダー・カンファレンスでは，このような ICU 退室後も遷延する心身の障害を集中治療後症候群（postintensive care syndrome: PICS）と定義している [1]．PICS に規定される 3 つのドメイン（運動機能，認知機能，メンタルヘルス）は，長期的予後や QOL にも影響することから，ICU における早期リハビリテーションの果たす役割は大きいと考えられる．

重症患者に対する早期リハビリテーションの実行可能性

　ICU 患者において早期離床や運動療法により発生する有害事象は，酸素飽和度の低下と循環変動が 5％未満である [2]．ただしこれらは海外からの報告であり，医療体制や治療対象が異なる本邦でそのまま用いることができるかは検証されていない．日本集中治療医学会による「早期リハビリテーションエキスパートコンセンサス」では，早期リハビリテーションの標準的治療指針が示されている．記載された基準の多くは，呼吸状態，循環動態，意識自覚症状の変化によって定め

表 23-1 集中治療室で早期離床やベッドサイドからの積極的運動を原則行うべきでない

1）担当医の許可がない場合
2）過度に興奮して必要な安静や従命行為が得られない場合　RASS≧2
3）運動に協力の得られない重篤な覚醒障害（RASS≦-3）
4）不安定な循環動態で，IABP などの補助循環を必要とする場合
5）強心昇圧薬を大量に投与しても，血圧が低すぎる場合
6）体位を変えただけで血圧が大きく変動する場合
7）切迫破裂の危険性がある未治療の動脈瘤がある場合
8）コントロール不良の疼痛がある場合
9）コントロール不良の頭蓋内圧亢進（≧20 mmHg）がある場合
10）頭部損傷や頸部損傷の不安定期
11）固定の悪い骨折ある場合
12）活動性出血がある場合
13）カテーテルや点滴ラインの固定が不十分な場合や十分な長さが確保できない場合で，早期離床やベッドサイドからの積極的運動により事故抜去が生じる可能性が高い場合
14）離床に際し，安全性を確保するためのスタッフが揃わないとき
15）本人または家族の同意が得られない場合

（RASS: Richmond agitation-sedation scale, IABP: Intra aortic balloon pumping 大動脈内バルーンパンピング）

られ，重症患者に対する不用意な積極的運動療法は避けるべきとしている．各種臓器機能の改善と全身管理が最優先される場合には，積極的運動は禁忌である 表 23-1．同様に開始基準は，病状の好転や安定化に併せて各種臓器機能が改善傾向にあり，生命の危機から脱したことが確認されなければならない 表 23-2．ICU 患者であっても，このような明確な基準を設けることで早期リハビリテーションの実行は可能となる．

早期リハビリテーションの効果

　早期リハビリテーションエキスパートコンセンサスでは，早期リハビリテーションは科学的根拠が乏しいものの，ADL 獲得，ICU-AW の予防・改善，健康関連 QOL を改善する可能性があることを示している．また，ICU における早期リハビリテーションは，身体機能や ADL を改善し，ICU 滞在日数や在院日数を短縮し，認知機能を改善すると報告されている．

　PICS に対する早期リハビリテーションのメタ解析[4]によると，標準ケアまたは早期リハビリテーションなしと比較して，早期リハビリテーションは Medical Research Council スケール増加（SMD 0.38, 95 % CI 0.10-0.66, p=0.009）と

表 23-2 早期離床やベッドサイドからの積極的運動の開始基準

	指標	基準値
意識	Richmond Agitation Sedation Scale (RASS)	−2≦RASS≦1 30 分以内に鎮静が必要であった不穏はない
疼痛	自己申告可能な場合 Numeric rating scale（NRS） もしくは Visual analogue scale（VAS） 自己申告不能な場合 Behavioral pain scale（BPS）もしくは Critical-Care Pain Observation Tool（CPOT）	NRS≦3　もしくは　VAS≦3 BPS≦5　もしくは　CPOT≦2
呼吸	呼吸回数（RR）	＜35 回 / 分が一定時間持続
人工呼吸器	酸素飽和度（SaO₂） 吸入酸素濃度（FiO₂） 呼気終末陽圧（PEEP）	≧90%が一定時間持続 ＜0.6 ＜10 cmH₂O
循環	心拍数（HR） 不整脈 虚血 平均血圧（MAP） ドパミンやノルアドレナリン投与量	HR：≧50 拍 / 分もしくは≦120 拍 / 分が一定時間持続 新たな重症不整脈の出現がない 新たな心筋虚血を示唆する心電図変化がない ≧65 mmHg が一定時間持続 24 時間以内に増量がない
その他	・ショックに対する治療が施され，病態が安定している. ・SAT ならびに SBT が行われている. ・出血傾向がない. ・動く時に危険となるラインがない. ・頭蓋内圧（ICP）＜20 cmH₂O. ・患者または患者家族の同意がある	

ICU-AW 発生率の減少（OR 0.42, 95％ CI 0.22-0.82, p＝0.01）により短期身体関連アウトカムの有意な改善を示した（エビデンスの質：低い）．一方，認知機能関連項目であるせん妄なしの期間（SMD-0.02, 95％ CI -0.23-0.20），精神関連の Hospital Anxiety and Depression Scale スコア（OR 0.79, 95％ CI 0.29-2.12）は，両群間で有意な差を認めなかった．同様に健康関連 QOL においても，早期リハビリテーションは EQ5D と SF-36 PF を改善させなかった．また認知・精神機能の低下に対する早期リハビリテーションの介入は，せん妄の罹患回避や期間短縮の有効な手段とされているが，その機序については明らかにされていない．

　これらより早期リハビリテーションは，ICU 患者における身体機能の短期アウ

表 23-3　ABCDEFGH バンドル

A	Assess, prevent, and manage pain	痛みの評価，予防，マネジメント
B	Both Spontaneous Awakening Trials (SAT) and Spontaneous Breathing Trials	覚醒トライアル（SAT）と呼吸器離脱トライアル（SBT）の実践
C	Choice of analgesia and sedation	鎮痛薬と鎮静薬の選択
D	Delirium: assess, prevent, and manage	せん妄の評価，予防，マネジメント
E	Early mobility and Exercise	早期離床
F	Family engagement and empowerment Follow-up referrals Functional reconciliation	家族を含めた対応 転院先への紹介状 機能的回復
G	Good handoff communication	良好な申し送り，伝達
H	Handout materials on PICS and PICS-F	PICS や PICS-F についての書面での情報提供

(Vasilevskis EE, et al. Chest. 2010; 138: 1224-33/Ely EW. Crit Care Med. 2017; 45: 321-30/ Davidson JE, et al. Am Nurse Today. 2013; 8: 32-8)

トカムについては改善させる可能性があるが，認知機能や精神機能に対する効果は今のところ不明である．

PICS 対策としての早期リハビリテーション

　日本版敗血症診療ガイドライン 2016 では，敗血症あるいは集中治療患者において PICS の予防に早期リハビリテーションを行うことを弱く推奨する，としている．エビデンスの要約としては，メタ解析の結果，エビデンスの強さは弱いものの，早期リハビリテーション介入は運動機能，6MWD，人工呼吸期間を有意に改善するという結果であった．この中で早期リハビリテーションの実行可能性に言及しながらも，PICS 自体が長期アウトカムであり，ICU 退室後の継続的なリハビリテーションの在り方如何によって結果は変容するものと考えられる．

　また ICU-AW の予防効果について検討されたメタ解析では，リハビリテーションのみの介入効果は認められていない[8]．重症患者の身体機能低下については多様な要因が複合的に関連するため，早期リハビリテーションも含めた多面的な介入が必要と考えられる．PICS 予防の方策として ABCDEFGH バンドル 表 23-3 があり[3]，さらに ICU 日記を加え，患者・家族に主体を置いた包括的な関わり方が提唱されている．早期リハビリテーションもその一端を担っており，単独の関わりではなく，患者・家族を主体とした多面的あるいは相乗的な介入として包含されるべきと考えられる．

❱ 参考文献

1) Elliott D, Davidson JE, Harvey MA, et al. Exploring the scope of post-intensive care syndrome therapy and care: engagement of non-critical care providers and survivors in a second stakeholders meeting. Crit Care Med. 2014; 42: 2518-26.

2) de Jonghe B, Lacherade JC, Sharshar T, et al. Intensive care unit-acquired weakness: risk factors and prevention. Crit Care Med. 2009; 37: S309-S315.

3) Fuke R, Hifumi T, Kondo Y, et al. Early rehabilitation to prevent postintensive care syndrome in patients with critical illness: a systematic review and meta-analysis. BMJ Open. 2018; 8: e019998.

4) Hermans G, De Jonghe B, Bruyninckx F, et al. Interventions for preventing critical illness polyneuropathy and critical illness myopathy. Cochrane Database Syst Rev. 2014; 30: CD006832.

5) Harvey MA, Davidson JE. Postintensive Care Syndrome: Right Care, Right Now… and Later. Crit Care Med. 2016; 44: 381-5.

〈飯田有輝〉

VIII

早期リハビリテーション・理学療法

Q 24 ▶ ICU-AW の予防に 神経筋電気刺激を行うか?

A POINT ▶

☑ 神経筋電気刺激療法(NMES)は電気刺激により経皮的に骨格筋を収縮させ,筋力トレーニングの効果を得ようとする物理療法である.

☑ ICU-AW に対する NMES の予防・改善効果は明らかではないが,積極的な運動療法が困難な場合の介入策として期待される.

ICU-AW と NMES の必要性

ICU で管理された重症患者に発生する intensive care unit acquired weakness(ICU-AW)は,退院後も深刻な身体機能障害を残し,日常生活や生命予後に悪影響を及ぼす.ICU-AW の診断基準に筋力低下が含まれるが,その重症度が死亡率など予後悪化に独立して関係することが報告されている.筋力低下をいかに予防するかは ICU における主要なアウトカムの一つであり,早期リハビリテーションは介入手段として重要な役割を持つ.しかし,ICU 入室中は呼吸循環動態や意識レベルも不安定であり,重症患者では人工呼吸器や補助循環装置などのデバイスで管理されている.したがって,ICU 全ての患者が積極的な身体活動の対象とはならず,早期離床が進められない場合は神経筋電気刺激(neuromuscular electrical stimulation: NMES)など外部からの刺激で他動的に運動を行う方法が用いられる.

NMES の実際

NMES は筋や神経に対して電気刺激により脱分極を引き起こし,骨格筋を収縮させて筋力トレーニングの効果を得ようとするものである.NMES はリハビリテーション医療では一般的な物理療法で,筋力強化,疼痛抑制,神経筋促通などを目的に,刺激出力,パルス幅,刺激周波数,刺激時間と休止時間,治療時間な

JCOPY 498-16620

ど治療条件を設定し施行される.

　骨格筋を収縮させるためには，ある一定以上の電気刺激量が必要である．電気刺激量は，刺激強度とパルス幅で求められる．加えて，神経興奮にはある一定以上の急なパルスの傾き（電流変化）が関係する．この傾きが緩やかであると，細胞膜では同じ刺激強度に対して脱分極せず，静止膜電位をそのまま保持する順応が生じる．用いられる電気刺激波形は，荷電イオンの運動がなく，皮膚刺激による疼痛が少ない二相性の波形が用いられることが多い．また生理的な筋収縮を引き起こすためには強縮が必要となる．1回の刺激パルスで刺激しても筋は単収縮を起こすのみである．強縮の発生にはパルスの反復刺激が必要で，その周波数は20〜100 Hz である．30 Hz より高い周波数では収縮力が強く安定するが，筋疲労を起こしやすい．刺激サイクルは筋疲労を避けるため，通電時間に対して休止時間を長くする．1回の治療時間は 10〜30 分が一般的である．実際の細かい調節は対象者の疼痛の感じ方や筋収縮ならびに疲労を考慮しながら設定する．敗血症などの重症患者では筋も神経も興奮しない electrical inexcitability（電気興奮性低下）の状態であることが多く[1]，刺激強度に注意し，施行中は各指標のモニタリングや患者の反応など観察が必要である 図 24-1.

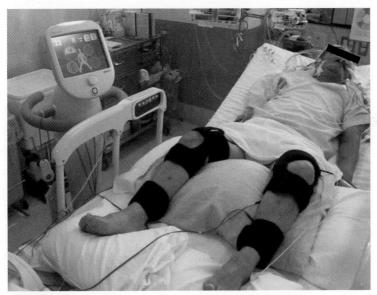

図 24-1 　人工呼吸管理中の ICU 患者における NMES の実際

NMES の効果

　NMES の筋組織に対する直接的な効果については基礎研究で報告されている．ICU-AW の骨格筋機能障害は要因が多数あり，炎症から惹起されるニューロパチーや筋たんぱく分解，末梢微小循環障害，インスリン抵抗性増大，ミトコンドリア機能異常によるエネルギー代謝障害などがあげられている[2]．このような病態に対して，NMES は末梢微小循環における血管反応の改善や収縮筋の酸素消費量増加，インスリン抵抗性の改善，ミトコンドリア増加など，筋の異化作用亢進を直接抑制し，筋たんぱく産生を促進する効果が示されている[3]．

　NMES の臨床における効果は，慢性心不全患者や COPD 患者において筋力や運動耐容能の改善が示されている．人工呼吸管理下の COPD 患者に対する検討でも，NMES 介入群において筋力回復が早く，早期に車椅子移乗の開始が可能であった[4]．ICU の人工呼吸器管理中の患者に対し NMES を用いた小規模 RCT では，NMES 介入群で筋力の増加や ADL の改善を認めた[5]．ICU の重症患者における NMES の効果は，対象により筋力低下や動作の改善に対して一定の効果を認めるが，筋量減少の予防効果についてはきわめて限定的である．また報告によって電気刺激量やパルス波形，施行時間，頻度，介入時期，期間にばらつきがある．加えて，集中治療領域における電気刺激療法の効果判定に用いられる指標も一定ではないため，その効果は一貫した結果が示されていない．特に ICU-AW に対する NMES の治療効果については検討がほとんどなく，現在のところ有効な治療手段としての十分なエビデンスはない．

NMES を行う意義

　高い侵襲を受けた患者の運動機能低下の予防と改善には，積極的な運動療法を中心とした早期リハビリテーションが有用である．ICU における NMES の介入効果の検討では，多くの場合従来の早期リハビリテーションに追加して実施されていた．その検討結果から判断すると，NMES を追加して得られる効果は期待できないと言える．しかし ICU-AW を発症する患者は重症であり，意識レベルの低下や安静臥床により積極的な運動療法が困難な場合が多い．このような症例に対しては，骨格筋を動かすことのできる唯一の手段である NMES が有用かもしれない．ICU-AW に有効な治療法は確立しておらず，十分に適応を見極めれば

NMESは予防策として期待できる可能性がある．ただしNMESは漫然と施行するのではなく，病態が落ち着き，早期離床や積極的運動療法が開始できるのであれば，速やかにNMESから運動療法に移行するべきである．

❷ **参考文献**

1）Latronico N, Bolton CF. Critical illness polyneuropathy and myopathy: a major cause of muscle weakness and paralysis. Lancet Neurol. 2011; 10: 931-41.

2）Bloch S, Polkey MI, Griffiths M, et al. Molecular mechanisms of intensive care unit-acquired weakness. Eur Respir J. 2012; 39: 1000-11.

3）Angelopoulos E, Karatzanos E, Dimopoulos S, et al. Acute microcirculatory effects of medium frequency versus high frequency neuromuscular electrical stimulation in critically ill patients-a pilot study. Ann Intensive Care. 2013; 3: 39.

4）Zanotti E, Felicetti G, Maini M, et al. Peripheral muscle strength training in bedbound patients with COPD receiving mechanical ventilation: effect of electrical stimulation. Chest. 2003; 124: 292-6.

5）Kho ME, Truong AD, Zanni JM, et al. Neuromuscular electrical stimulation in mechanically ventilated patients: a randomized, sham-controlled pilot trial with blinded outcome assessment. J Crit Care. 2015; 30: 32-9.

〈飯田有輝〉

VIII

早期リハビリテーション，理学療法

Q 25 ▶ ICU-AW の予防に 他動関節運動療法を行うか？

A POINT ▶

- ☑ 他動関節運動療法を ICU-AW の予防のためには行わない.
- ☑ 他動関節運動療法は，早期離床・リハビリテーション介入の一部分であり，介入の導入として実施する.
- ☑ 他動関節運動療法以上の活動度の介入が可能であれば，あわせて実施する.

他動関節運動療法の定義

　現時点で，"他動関節運動療法"にコンセンサスの得られた定義は存在しない. 本稿では，主動筋の随意収縮を伴わずに，徒手的または器械的手段によって他動的に関節の運動を行う介入を他動関節運動療法と定義する. 具体的には，他動的な四肢関節可動域運動，他動の床上自転車エルゴメータ運動の 2 つを他動関節運動療法と定義する. これらの運動は集中治療室活動度スケール [1] 表 25-1 では，それぞれレベル 0 もしくはレベル 1 に相当する.

　十分な関節運動を行うまで至らないながらも筋収縮がある患者に対しては，他動的に関節運動を介助することで関節運動を行う自動介助運動というリハビリテーションの方法がある. 重症患者においては，指示に従った動作が難しい場合もあり，筋収縮が起きているかどうかで他動運動か自動介助運動かを厳密に区別するのは難しいこともある. これは先の集中治療室活動度スケールではレベル 1 に相当する. Q25 の質問の意図を，"患者自身の筋力による関節運動が困難な患者に対して，他動の関節運動を行うことに ICU-AW 予防効果があるのか？"と捉え，本稿では，集中治療室活動度スケールの 1 レベルまでの他動関節運動と自動介助運動を主に行っている研究についてその効果を説明する.

表 25-1 集中治療室活動度スケール

	分類	定義
0	活動なし（ベッド上臥位）	スタッフにより他動的な寝返りや運動は行えるが，能動的な動きはない．
1	ベッド上座位ベッド上での運動	あらゆる活動がベッド内．寝返り，腰上げ（ブリッジ），自動運動，床上自転車エルゴメータや自動介助運動などを含む．ベッドの外に出たり，ベッドの端を越えない範囲での活動．
2	他動的な椅子への移動（立位なし）	立位や端座位になることはなく，他動的なリフトやスライドによる椅子へ移乗．
3	端座位	スタッフによる介助を含み，ある程度体幹コントロールを伴った能動的な端座位．
4	立位	介助の有無に関わらず立位になって体重を足で支えられる．立位介助用リフトやチルトベッドを使用してもよい．
5	ベッドから椅子への移乗	一度立位になって足を踏み出す，もしくはすり足での移乗が可能．この動作は，椅子へ移動するために，一方の下肢から他方へ体重を能動的に移動させることを含む．患者が医療機器の補助により立っている場合，椅子に向かって足をあげ踏み出せなければならない．（患者が立位介助用リフトを使用し，足を踏み出さずに移動した場合を含まない）
6	その場で足踏み（ベッドサイドで）	介助の有無にかかわらず，足を交互に上げることによってその場で足踏みが可能（少なくとも4回，各足2回ずつの足踏みができなければならない）
7	2名以上の介助で歩行	2名以上の介助で，ベッドや椅子から離れて少なくとも5メートル歩く．
8	1名の介助で歩行	1名の介助で，ベッドや椅子から離れて少なくとも5メートル歩く．
9	歩行補助具を使って自立して歩行	人による介助はなく，歩行補助具を用いて，ベッドや椅子から離れて少なくとも5メートル歩く．車椅子患者の場合，ベッドや椅子から5メートル自力で車椅子を操作して離れられる．
10	歩行補助具なしで自立して歩行	人による介助はなく，歩行補助具も用いないで，ベッドや椅子から少なくとも5メートル歩く．

VIII

早期リハビリテーション，理学療法

他動関節運動療法の効果

ICU-AW の予防目的に他動関節運動療法の効果を検討した報告としては床上エルゴメータを用いた介入として3つの研究[2-4]があるが，いずれも有意な効果を認めていない．Machadoら[2]は24時間以上人工呼吸管理された患者に対して，1日20分間の他動の床上エルゴメータ運動を週5回の頻度で行ったが，介入群のMRC sum scoreは47.18であり，対照群は45と有意差を認めなかった．Eggmannら[3]は72時間以上人工呼吸管理された患者に床上エルゴメータ運動と筋力トレーニングと早期離床などを組み合わせた介入を実施し，自動運動での床上エルゴメータ運動を含む介入を20分以上最大30分まで実施したが，MRC sum scoreは介入群42.4，対照群44.4と有意差を認めていない．Fossatらの研究[4]では，介入群では通常の早期リハビリテーション介入に追加して床上エルゴメータと神経筋電気刺激も行っているが，通常の早期リハビリテーション介入と比べ有意な改善を認めなかった．このことから，床上エルゴメータや神経筋電気刺激を通常の介入に加えて行うことで，ICU-AW の予防にはならない可能性が明らかとなっている．

一方で他動関節可動域運動は，早期リハビリテーションプロトコルの導入の介入として記載されているものがほとんどである．意識障害がある患者においては，指示に従えないため床上の介入として他動の関節可動域運動が選択されることが多いが，GCS<8の患者に対してLevel 1に他動での関節可動域運動を含む目標指向型早期リハビリテーションプロトコルを用いた場合，退院時の機能自立の割合を改善したというpost hoc解析結果[5]もある．他動関節運動療法のみを重点的に行うことで有意な効果は得られないが，早期リハビリテーションの導入部分として患者が指示に従えない時期に行う介入としてとらえると有効な介入を構成する一部分であると言える．

他動関節運動療法の ICU-AW 予防以外の効果

ICU-AW の予防には，他動関節運動療法や神経筋電気刺激のみを重点的に行ってもICU-AW の予防はできない．一方で他動関節運動は，浮腫の軽減，関節可動域の維持，衛星細胞を活性化させ筋の再生促進，皮質脊髄路の賦活効果などが報告されており，ICU-AW 予防以外の効果を期待して行うべき介入である．

ICU-AW の予防のためには端座位以上のレベルの自動運動を行うことが重要であると考える．早期離床・リハビリテーションを目指したプロトコルに沿った介入を早期から実施することは，ICU 退室時の MRC sum score を有意に改善する可能性がある [6].

❯ 参考文献

1) Hodgson C, Needham D, Haines K, et al. Feasibility and inter-rater reliability of the ICU Mobility Scale. Heart Lung. 2014; 43: 19-24.

2) Machado ADS, Pires-Neto RC, Carvalho MTX, et al. Effects that passive cycling exercise have on muscle strength, duration of mechanical ventilation, and length of hospital stay in critically ill patients: a randomized clinical trial. J Bras Pneumo. 2017 43: 134-9.

3) Eggmann S, Verra ML, Luder G, et al. Effects of early, combined endurance and resistance training in mechanically ventilated, critically ill patients: A randomised controlled trial. PLoS One. 2018; 13: e0207428.

4) Fossat G, Baudin F, Courtes L, et al. Effect of in-bed leg cycling and electrical stimulation of the quadriceps on global muscle strength in critically Ill adults: A randomized clinical trial. JAMA. 2018; 320: 368-78.

5) Schaller SJ, Scheffenbichler FT, Bose S, et al. Influence of the initial level of consciousness on early, goal-directed mobilization: a post hoc analysis. Intensive Care Med. 2019; 45: 201-10.

6) Fuke R, Hifumi T, Kondo Y, et al. Early rehabilitation to prevent postintensive care syndrome in patients with critical illness: a systematic review and meta-analysis. BMJ Open. 2018; 8: e019998.

〈對東俊介〉

VIII

早期リハビリテーション・理学療法

Q 26

ICU 患者における低栄養と長期予後の関係は？

POINT

- ☑ ICU 患者における低栄養は，身体機能予後，歩行能力，身体関連の生活の質（quality of life）におそらく悪影響を及ぼす．

- ☑ ICU 入室中の低栄養の進行には，侵襲反応のみならず ICU におけるエネルギー負債が寄与している可能性がある．

　集中治療棟（intensive care unit: ICU）入室患者では低栄養が 5〜82％に認められる[1]．これは，エピネフリン，副腎皮質刺激ホルモン，グルカゴンなどのストレスホルモンの増加，交感神経系の賦活化，炎症性サイトカイン（TNF-α，IL-1 など）の増加により糖新生や体たんぱく分解が亢進する一方，酸素消費量の増加，体温上昇などによりエネルギー要求量が高まるためで，主に骨格筋の分解が亢進することが特徴である．このような侵襲・炎症に起因する低栄養は，"malnutrition related to acute disease or injury with severe inflammation" と呼ばれている[2] 表 26-1．低栄養に陥ると短期的には ICU 在室日数，ICU 再入室，感染症発症，院内死亡率の増加などの悪影響が生じることが数多くの研究で報告されており[1]，ICU において早期栄養評価と栄養療法の実施が重要であることは言うまでもない．

　一方，本書のテーマである postintensive care syndrome（PICS）の概念に包摂される身体障害，認知障害，メンタルヘルスなど長期的な機能・能力予後に低栄養が与える影響については報告がきわめて少なく，さらに低栄養を妥当性が高い手法（栄養アセスメントツール）を用いて判定した研究はほとんどない．したがって，本稿では PICS のリスクを高めると推測される，機能・能力の短期予後に低栄養が与える影響を含めて解説する．

表 26-1	病因による低栄養分類
Malnutrition related to-	

1) Chronic disease with inflammation
   （炎症を伴う慢性疾患関連低栄養）
2) Chronic disease with minimal or no perceived inflammation
   （炎症が最小限あるいは検出可能な炎症反応が存在しない慢性疾患関連低栄養）
3) Acute disease or injury with severe inflammation
   （重度炎症を伴う急性疾患または外傷関連低栄養）
4) Starvation including hunger/food shortage associated with socio-economic or environmental factors
   （社会経済的・環境的要因と関連する飢饉・食糧不足を含む飢餓関連低栄養）

(Cederholm T, et al. Clin Nutr. 2019; 38: 1-9[2])

低栄養と長期機能予後・QOL

ICU に入室した中等度〜重度の成人頭部外傷患者を対象に，大腿四頭筋厚，栄養状態，体組成の推移と機能予後，生活の質（quality of life: QOL）との関連を調査した前向きコホート研究がある[3] 図 26-1．この研究では ICU 入室時，病院退院時，ICU 入室 3 カ月後にエコーで大腿四頭筋厚を，主観的包括的評価（Subjective Global Assessment: SGA）で栄養状態を，二重エネルギー X 線吸収法（Dual-energy X-ray absorptiometry: DEXA）で体組成を評価した．機能予後は Extended Glasgow Outcome Scale（GOS-E），QOL は Short Form-36 version2（SF-36v2）を用いて入室 3 カ月後に評価している．対象者の平均 body mass index（BMI）は 26.7 kg/m^2 と高く，SGA で低栄養と判定された患者は 15％しかいなかった．しかしこの割合は退院時には 44％に増加し，3 カ月後も 40％とほぼ横ばいであった．ICU 入室時の低栄養が少ないことは，病前の栄養状態が良好な患者層であることを表していると言える．一方，ICU 入室中に栄養状態が悪化していることから，長期にわたり低栄養が遷延している可能性が伺える．一方，退院時および入室 3 カ月後の大腿四頭筋厚は GOS-E とも SF-36v2 身体機能スコアとも関連していた．筋厚は栄養指標の 1 つである骨格筋量減少の代理指標であり，ICU 入室時よりもむしろ入室中・入院中に低栄養が発生・進行することが身体機能や QOL に悪影響を及ぼす可能性を示唆している．ただし SGA で判定した低栄養と予後との関連は検証されておらず，対象者が 37 名（3 カ月後に評価できたのは 13 名）と少ないことが本研究の限界といえる．

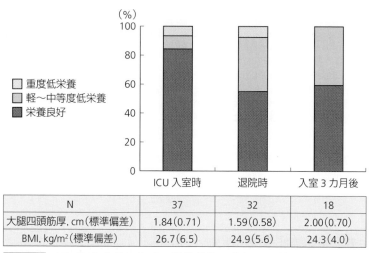

N	37	32	18
大腿四頭筋厚, cm（標準偏差）	1.84（0.71）	1.59（0.58）	2.00（0.70）
BMI, kg/m²（標準偏差）	26.7（6.5）	24.9（5.6）	24.3（4.0）

図 26-1 ICU 入室患者における栄養状態，大腿四頭筋厚，body mass index（BMI）の推移

※生活の質の指標である Short Form-36 version2（SF-36vs）の Physical component と退院時・入室 3 カ月後の大腿四頭筋厚は有意に相関した（ρ＝0.536, p＝0.010/ρ＝0.658, p＝0.020）．また身体機能の指標である Extended Glasgow Outcome Scale（GOS-E）と退院時・入室 3 カ月後の大腿四頭筋厚も同じく有意な相関を認めた（ρ＝0.595, p＝0.003/ρ＝0.642, p＝0.025）．
（Chapple LAS, et al. Crit Care Resusc. 2017; 19: 29-36[3]）より筆者作成）

低栄養と ICU-acquired weakness・身体機能低下

人工呼吸器管理の ICU 入室患者のエネルギー負債，体組成と ICU 退室時または入室 30 日後の身体機能や筋力を評価した前向きコホート研究を紹介する[4]．エネルギー必要量は入室後 48 時間以内に管理栄養士が評価した推定量，または間接熱量計による安静時代謝量のいずれかを用い，ICU 入室中最大 12 日間の経管栄養・静脈栄養由来のエネルギー投与量との差であるエネルギー負債を算出し，さらに主観的包括的評価（Subjective Global Assessment: SGA）で評価した栄養状態と，除脂肪体重，ICU-acquired weakness（ICU-AW）の発生（Medical Research Council sum-score），身体機能（Physical Function in Intensive Care Test-scored［PFIT-s］）との関連を調査したものである．結果として，エネルギー負債が大きいほど ICU-AW 発生（オッズ比 2.2, 95％信頼区間 1.4-3.3），低栄養（同 1.9, 1.1-3.2），除脂肪体重減少（−1.3 kg, −2.4-−0.21）および

PFIT-s 低下（−0.59, −0.92−−0.26）の可能性が高まることが示唆された．このことは栄養投与量不足が栄養状態を悪化させ，かつ ICU-AW 発生や身体機能低下の要因でもあることを示唆している．また興味深いことに APACHE II スコアは ICU 退室時の低栄養状態に関連を認めなかった．つまり疾患重症度よりも投与栄養量の方が ICU 入室中の栄養状態悪化に寄与する可能性がある．ただし前述の研究と同じく対象者数が少ない（n=51）点は限界の 1 つである．また低栄養の身体機能への影響を直接表すものではないことに留意したい．

待機手術の術前栄養指標と術後のリハアウトカム

　心臓血管術前の栄養指標が術後の機能関連アウトカムと関連することを示す複数の報告がある[5,6]．心臓血管外科待機手術の術前の geriatric nutritional risk index（GNRI）を用いて栄養良好群（≧92）と低栄養群（＜92）に分類し，ICU 入室中からの心臓リハのアウトカムを比較した後ろ向きコホート研究では，低栄養が術後 100m 歩行達成までの日数に対する独立した危険因子であった（β＝3.976, 95％信頼区間 0.975-6.976）[5]．また，心臓血管外科手術患者の術前 GNRI と身体機能（握力，膝伸展力，short physical performance battery, 6 分間歩行テスト）との関連を検証した前向きコホート研究では，低 GNRI が自力歩行可能となるまでの日数や在院日数と関連していたと報告されている[6]．いずれも ICU を経由した患者の術前の栄養指標が身体機能の短期予後不良と関連している可能性を示唆している．ただし，どちらの研究でも用いられている GNRI は炎症反応や水分動態に影響を受ける血清アルブミン値を用いて算出する指標であり，低栄養そのものを表す指標ではなく栄養リスク指標として分類されている．したがって，これらの研究からは ICU 入室前の栄養状態が術後の機能・能力予後に関連すると結論づけることはできない．低栄養の判定には栄養アセスメントツール（SGA や mini nutritional assessment）など妥当な手法を用いることが望ましい．

まとめ

　ICU 患者の低栄養と短期・長期予後の関連についてまとめた．現時点で報告されている研究は，サンプルサイズ，フォローアップ期の脱落，低栄養の判定基準の妥当性において限界が多く，低栄養患者が長期予後に与える影響を判断するた

IX
栄養管理

めのエビデンスは不十分である．ただし，入室時点より退室時の方が低栄養有症割合が高いこと，低栄養の発生・進展には侵襲・炎症だけでなく栄養投与不足が寄与している可能性があることから，ICU において低栄養を早期に発見し適切な栄養管理を行うことの重要性は高いと考えられる．

本原稿に対して的確な助言を与えてくださった宮島功先生（近森病院臨床栄養部部長代行）に深謝申し上げます．

❯ 参考文献

1）Lew CCH, Yandell R, Fraser RJL, et al. Association between malnutrition and clinical outcomes in the intensive care unit: a systematic review. J Parenter Enter Nutr. 2017; 41: 744-58.

2）Cederholm T, Jensen G, Correia M, et al. The GLIM criteria for the diagnosis of malnutrition – a consensus report from the global clinical nutrition community. Clin Nutr. 2019; 38: 1-9.

3）Chapple LAS, Deane AM, Williams LT, et al. Longitudinal changes in anthropometrics and impact on self-reported physical function after traumatic brain injury. Crit Care Resusc. 2017; 19: 29-36.

4）Fetterplace K, Beach LJ, Maclsaac C, et al. Associations between nutritional energy delivery, bioimpedance spectroscopy and functional outcomes in survivors of critical illness. J Hum Nutr Diet. 2019. doi: 10.1111/jhn.12659.

5）Arai Y, Kimura T, Takahashi Y, et al. Preoperative nutritional status is associated with progression of postoperative cardiac rehabilitation in patients undergoing cardiovascular surgery. Gen Thorac Cardiovasc Surg. 2018; 66: 632-40.

6）Ogawa M, Izawa KP, Satomi-Kobayashi S, et al. Poor preoperative nutritional status is an important predictor of the retardation of rehabilitation after cardiac surgery in elderly cardiac patients. Aging Clin Exp Res. 2017; 29: 283-90.

〈西岡心大〉

Q 27 ▶ ICU 患者に早期から 栄養を開始するには どのようにすべきか？

POINT ▶

- ☑ エネルギー負債を知り，急性期患者は栄養が不足しがちなことを認識する．
- ☑ 日々の栄養アセスメントが重要である．
- ☑ 多様な栄養投与経路を検討する．
- ☑ 栄養療法のプロトコルを導入する．

急性期患者のエネルギーはかなり不足している

はじめに，ICU 患者はじめ急性期病態の患者の栄養は一般的にかなり不足していることを認識する必要がある．昨今の permissive underfeeding の風潮も後押ししているが，意図的でなくとも急性期の栄養は少なくなりがちである．挿管や抜管などの処置や移動に伴う栄養の中止や下痢，嘔吐などのトラブルにより栄養は寸断されることが多く，食事がとれる患者でも食欲が落ちて摂取が減ることが多い．急性期，特に集中治療患者に対しては栄養療法を計画的に提供する必要があり，早期からの栄養確立には実は医療提供者の日々たゆまぬ努力が必要である．本稿では ICU 患者の早期栄養確立に重要なポイントを順に解説していく．

エネルギー負債を知るべし

患者がその日に必要とした全てのエネルギー量（基礎代謝量や運動エネルギー量など全てを含む）を消費エネルギー量と言う．投与エネルギー量と消費エネルギー量の需給バランスがマイナスの場合をエネルギー負債またはカロリー負債と表現し，患者の各日のバランスの総和，累計がトータルのエネルギー負債となる．エネルギー負債は基本的に患者自身の体を異化させ補われるため，大きなエネルギー負債は免疫低下による感染増加や筋肉量減少に結びつくことは必然である．観察研究中心ではあるが，過度なエネルギー負債が感染症増加を筆頭に予後

を悪化させることが言われており[1]，permissive underfeeding などを行う場合も大きすぎるエネルギー負債を避けるように配慮することが必要である．すなわち，日々のエネルギー負債と累計負債を意識し日々の栄養計画に生かすことが集中治療の栄養確立に重要で，自ずと早期からの栄養療法開始に結びつく（試しに30 kcal/kg/day として消費エネルギー量を計算して累計エネルギー負債を計算してみよう．患者によっては恐ろしいほどのエネルギー負債になっていることがある）．

栄養アセスメントが重要

栄養療法は計画的に行われるべきであり早期の栄養開始にも必須となる．栄養療法は栄養アセスメントとプランニングに分かれ，特に重症患者では栄養アセスメント，中でも栄養不良のアセスメントがきわめて大事であることが意外に理解されていないので一考していただきたい．

栄養アセスメントは栄養不良のスクリーニングや栄養必要量の評価を含めた栄養全般に関するアセスメントである．特に集中治療患者において栄養不良のアセスメントが重要になるのは，栄養不良の有無に応じて栄養計画が大きく変化するからである．すなわち permissive underfeeding は栄養不良のない患者に行うべきものであり，栄養不良のある患者，栄養リスクの高い患者では初期から full feeding を目指すべきことは ASPEN, ESPEN などのガイドラインで共通するコンセンサスとなっている[2,3]．よって栄養不良を拾い上げることが必要となり，各種の栄養不良評価ツールが提案されている．参考に Subjective Global Assessment: SGA[4] と Nutritional risk screening NRS[5] を例に示す 表 27-1 が，必ずしも多数ある評価ツールを日常臨床で使用する必要があるわけではなく，これらの所見を参考にして栄養不良をスクリーニング（→その場合積極的な栄養療法を施行）できればよい．一方，各施設でプロトコル導入したり研究したりしようとする場合はこれらのツールを直接使用することになるであろう．

さらに栄養必要量を目標エネルギー量，たんぱく質量，その他の栄養成分に分けて評価することが必要となる．エネルギー量に関しては 20〜30 kcal/kg/day や Harris-Benedict の式などの計算式によるものや間接熱量計カロリメトリーを用いた評価がある．いくつか問題を内在し議論されているものの，カロリメトリーを用いると計算式よりは正しく必要エネルギー量を評価することができ，そ

表 27-1　栄養不良評価ツール SGA

病歴	身体所見
体重減少 　過去 6 カ月での進行性減少 　過去 2 週間での変化	皮下脂肪の減少 筋肉量の喪失 足関節浮腫
食事摂取量変化 　増加，減少，不変	仙骨部浮腫 腹水
2 週間以上の消化器症状 　なし，嘔気，嘔吐，下痢，食思不振	
ADL 　身体機能障害あり・なし	
疾患と栄養状態との関連 　初期診断 　代謝亢進による必要量	

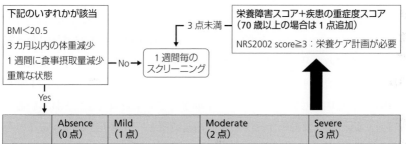

下記のいずれかが該当

BMI＜20.5
3 カ月以内の体重減少
1 週間に食事摂取量減少
重篤な状態

　──No→　1 週間毎のスクリーニング

　3 点未満

栄養障害スコア＋疾患の重症度スコア
（70 歳以上の場合は 1 点追加）

NRS2002 score≧3：栄養ケア計画が必要

Yes

	Absence (0 点)	Mild (1 点)	Moderate (2 点)	Severe (3 点)
栄養障害	正常な 栄養状態	3 カ月で体重減少が 5% 以上 食事摂取量が前週比 50〜75% に減少	2 カ月で体重減少が 5% 以上 BMI：18.5〜20.5 & 全身状態不良 食事摂取量が前週比 25〜60% に減少	1 カ月で体重減少が 5% 以上 （3 カ月で 15% 以上） BMI：18.5 以下 & 全身状態不良 食事摂取量が前週比 0〜25% に減少
疾患の 重症度	正常な 栄養必要量	大腿骨頸部骨折 慢性併存症： 肝硬変, COPD, 透析, DM, 腫瘍	腹部大手術, 脳血管障害, 重症肺炎, 血液腫瘍	頭部外傷, 骨髄移植, 集中治療患者 （APACHE＞10）

図 27-1　栄養不良評価ツール Nutritional Risk Score（NRS 2002）

のような積極的取り組み（器材含めた環境も必要であるし多少の骨は折れる）は
早期栄養の確立に結びつく．望まれる栄養成分に関してはここでは割愛するが，
やはりたんぱく質など必要量と投与量を設計することが栄養の実現につながる．

またこれらの栄養アセスメントは繰り返し行うことが大切で，初期治療の段階で初回を行い，翌日以降毎日繰り返し，合せて栄養計画を修正するべきであり，そのようなアセスメント→プランニングにより早期栄養も確立されるのである．

栄養プランニング，特に投与経路を考える

　具体的な栄養計画に関しては割愛するが，早期栄養には投与経路が重要となる．経路として経腸栄養 EN と静脈栄養 PN のいずれかを用いることになるが，(EN 全盛の時代ではあるものの) ENvsPN のバトルとそれぞれの利点を整理することが重要である．すなわち，これまでの臨床試験の結果から「EN と PN で死亡率は変わらず EN で感染性合併症は少なくコストも少ない→ EN を優先して行う」となっており [3]，EN は腸管免疫を保つことができると考えられてもいることから，できるかぎり早く EN を開始することが推奨されている．具体的には 48 時間以内とするものが多く，入院翌日から（イレウスなどなく可能であれば）EN を検討する practice が一般的である．しかし循環動態が不安定な場合は無理な EN で腸管虚血などの合併症が増える [6] と考えられており，循環の安定は必須条件である．また嘔吐や下痢など多くの理由で EN 不耐となりうるが，下痢だけを理由に EN を中止してはならない（下痢をしても栄養吸収はなされている）こと，EN 不耐の際は栄養チューブの十二指腸留置という選択がありうることをあげておく [3]．一方で PN は早期から確実な栄養投与が可能であるという利点がある．Evidence 的にも overfeeding を避ければ有害ではないと捉えることもでき，EN が不可能な場合は PN を用いたり，時には supplemental PN SPN という形で補助することも考えられる．総括して，生理的かつ多様な栄養投与が可能な EN を ICU 入室翌日以降毎日検討すること，PN や SPN を適宜併用することが早期の栄養確立につながる．

栄養プロトコル導入のススメ

　集中治療患者における早期栄養確立を解説してきたが，最終的な実現のためには栄養療法のプロトコルを作成して施設で実践することが大事であることを添える [7]．背景でも触れたように急性期患者の栄養はさまざまな要因で不足になりがちであり，栄養療法を確実に立ち上げるためにはプロトコル化が有用である．現行さまざまなプロトコルの提案があるが，各施設によって適したプロトコルは異

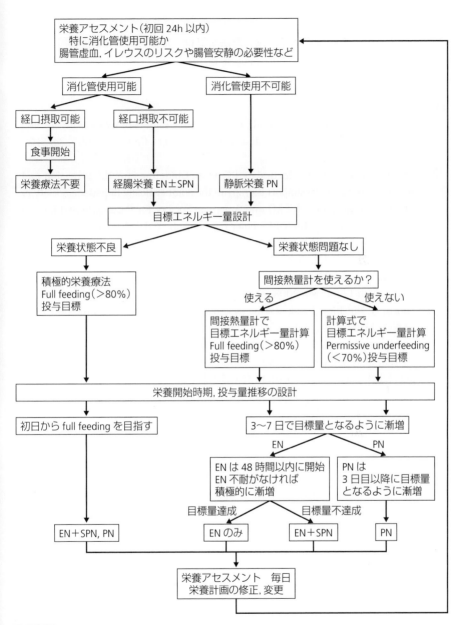

図 27-2　急性期栄養計画の考え方

なるため，施設ごとに吟味し実情にそぐうものを作成するとよい.

　以上のエッセンスをふまえて，栄養療法をフローにしたものを 図 27-2 に示したので参考にしていただければ幸いである [8].

❯ 参考文献

1）Villet S, Chiolero RL, Bollmann MD, et al. Negative impact of hypocaloric feeding and energy balance on clinical outcome in ICU patients. Clin Nutr. 2005; 24: 502-9.

2）McClave SA, Taylor BE, Martindale RG, et al. Guidelines for the provision and assessment of nutrition support therapy in the adult critically Ill patient: Society of Critical Care Medicine (SCCM) and American Society for Parenteral and Enteral Nutrition (A.S.P.E.N.) . JPEN J Parenter Enteral Nutr. 2016; 40: 159-211.

3）Singer P, Blaser AR, Berger MM, et al. ESPEN guideline on clinical nutrition in the intensive care unit. Clin Nutr. 2018: 38: 48-79.

4）Makhija S, Baker J. The Subjective Global Assessment: a review of its use in clinical practice. Nutr Clin Pract. 2008; 23: 405-9.

5）Kondrup J. Nutritional-risk scoring systems in the intensive care unit. Curr Opin Clin Nutr Metab Care. 2014; 17: 177-82.

6）Reignier J, Boisram-Helms J, Brisard L, et al. Enteral versus parenteral early nutrition in ventilated adults with shock: a randomised, controlled, multicentre, open-label, parallel-group study (NUTRIREA-2). Lancet. 2018; 391 (10116): 133-43.

7）Doig GS, Simpson F, Finfer S, et al. Effect of evidence-based feeding guidelines on mortality of critically ill adults: a cluster randomized controlled trial. JAMA. 2008; 300: 2731-41.

8）中村謙介．どのような栄養療法が推奨される？―いつ開始して，いつまでに，どれくらいのカロリーを目指す？ INTENSIVIST. 2019; 4: 245-55.

〈中村謙介〉

Q 28 ▶ 早期経腸栄養は PICS を予防するか?

A
POINT

▶
- ☑ 栄養療法と運動療法の組み合わせが PICS 対策に重要である
- ☑ 早期経腸栄養単体で PICS を予防するという根拠はない
- ☑ Overfeeding を避けつつたんぱく質量を確保する

栄養療法は早期リハビリテーションと並んで PICS/ICU-AW に対抗するための支柱である

　経腸栄養 EN に限らず,栄養は体形成と維持のために必要不可欠なものである.栄養が不足すれば体からエネルギー供給を行うことになるが,その源となるのは主にグリコーゲン,皮下および内臓脂肪,そして筋肉である.通常はグリコーゲンで 1,000 kcal ほどの貯蓄があるが,これがなくなれば脂肪(これはかまわないが)と筋肉を異化してエネルギー供給することになり,疾患時は異化が亢進するためより多くの筋肉を失いやすい.つまり最低限の栄養は余計な筋異化を防ぐために必要不可欠なものであり,栄養療法は PICS,なかでも ICU-AW としての筋肉を維持するために必要不可欠とすることができる.PICS/ICU-AW は低栄養と不動化を介して負のスパイラル的に悪化していくため,それを支えるための早期リハビリテーションと栄養療法は PICS/ICU-AW 対策の 2 大支柱となる 図28-1[1].残念ながら栄養療法は ABCDEFGH バンドルに含まれていないが,その F を feeding で栄養療法にすべきとする意見もあり[2],最低限の栄養療法は PICS 対策にも必須となるのは間違いない.

早期栄養が PICS を予防したとするエビデンスはない

　しかしながら早期 EN を含めて早期の栄養療法が PICS/ICU-AW を抑制したとする前向き臨床試験は未だ不足している.観察研究(ただし栄養の観察研究は多

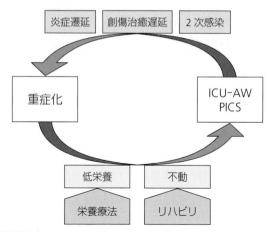

図 28-1 ICU-AW/PICS と糖尿病リハビリテーションの関係

くの交絡因子を内在するため解釈は相当に慎重になる必要がある）では筋肉量中心にそのような傾向がみられる報告がある[3]ものの，RCT などで示されたものは少ない．大きな RCT である EPaNIC trial では supplemental parenteral nutrition SPN 併用で十分な栄養投与を行った群の方が感染症発生などの予後が悪く，筋肉量に関しても同様に減少し筋肉内水分量や脂肪が多く質の悪い筋肉であったとしている[4]．早期 EN に関しては EAT-ICU trial という early goal-directed nutrition による栄養の早期立ち上げを検証した RCT で 6 カ月後の身体機能を評価しているが通常治療群と有意な差はみられなかった[5]．規模の小さい試験では PICS 改善を示したものもあるが，エビデンス的には EN を含め早期栄養のみでは PICS/ICU-AW を予防できないと現行は考えるべきであろう．

Overfeeding は ICU-AW にも悪→ permissive underfeeding

早期栄養の確立にあたっては特に過栄養 overfeeding の悪にも注意を払うべきである．Overfeeding 下には（血糖などの弊害とともに）オートファジー障害が起こることが知られており，集中治療患者でも予後に大きく関わる因子として注目されている[6]．特に PN や SPN を併用する場合に overfeeding が起こりやすいが，overfeeding を避けるために計算式などを用いて栄養必要量計算した場合ははじめの 1 週間はその 70％以下の栄養投与とする permissive underfeeding が

現在の主流であり[7]，先にアルゴリズムで示した通りである．Trophic feeding（400 kcal/day 程度の腸管栄養に最低限と考えられる程度の EN を行うこと）を full feeding と比較検証した EDEN trial においても 1 年後の解析で PICS に差はみられなかった[8]ように，早期経腸栄養を行う際も overfeeding を避けるよう配慮するべきであろう．

たんぱく質は多め，運動療法を合わせる

そのような早期栄養確立にとって向かい風の中で，2 大支柱である早期リハビリテーションと栄養療法，中でも高たんぱく質を組み合わせることが PICS/ICU-AW 対策に重要ではないかとパラダイムシフトが起こっている．健常人でも筋たんぱく合成において栄養と運動を組み合わせる事が重要であるように，集中治療患者でもその組み合わせで挑むことが大事ではないかと言われるようになった[9]．少なくとも栄養療法は体形成すなわち筋肉量そのものが直接のアウトカムになるが，機能や筋力は運動やリハビリテーションにより獲得・維持されるものである．一方運動だけして栄養をとらなければ筋崩壊により筋量は減少するように，栄養あるいは運動単体ではよいアウトカムに結びつかないであろう．

また栄養成分の中でもたんぱく質の重要性に目が向けられるようになっている．今後多くの RCT が発表される予定となっているが，これまでにも集中治療患者における観察研究を中心に，栄養の中でもたんぱく質量が予後に貢献すると言われ[10]，これはたんぱく質が体形成に最も重要な因子であることにも通じる．Permissive underfeeding 戦略と合せればなおのことたんぱく質量を多め（1〜2 g/kg/day とされるが，この広い幅のどの辺りがよいかは議論が続いている）に投与することを心がける必要があり，EN 時は適した栄養製剤を選択することも必要となる．

総括して，早期経腸栄養はたんぱく質量を確保しつつ運動療法と組み合わせて提供することが PICS/ICU-AW 対策として重要である．

IX

栄養管理

◉ 参考文献

1) Inoue S, Hatakeyama J, Kondo Y, et al. Post-intensive care syndrome: its pathophysiology, prevention, and future directions. Acute Med Surg. 2019; 6: 233-46.

2) Wischmeyer PE, Hasselmann M, Kummerlen C, et al. A randomized trial of supplemental parenteral nutrition in underweight and overweight critically ill patients: the TOP-UP pilot trial. Crit Care. 2017; 21: 142.

3) Weijs PJ, Dickerson RN, Heyland DK, et al. Experimental and outcome-based approaches to protein requirements in the intensive care unit. Nutr Clin Pract. 2017; 32（1_suppl）: 77S-85S.

4) Casaer MP, Langouche L, Coudyzer W, et al. Impact of early parenteral nutrition on muscle and adipose tissue compartments during critical illness. Crit Care Med. 2013; 41: 2298-309.

5) Allingstrup MJ, Kondrup J, Wiis J, et al. Early goal-directed nutrition versus standard of care in adult intensive care patients: the single-centre, randomised, outcome assessor-blinded EAT-ICU trial. Intensive Care Med. 2017; 43: 1637-47.

6) Casaer MP, Wilmer A, Hermans G, et al. Role of disease and macronutrient dose in the randomized controlled EPaNIC trial: a post hoc analysis. Am J Respir Crit Care Med. 2013; 187: 247-55.

7) Singer P, Blaser AR, Berger MM, et al. ESPEN guideline on clinical nutrition in the intensive care unit. Clin Nutr. 2018; 38: 48-79.

8) Needham DM, Dinglas VD, Bienvenu OJ, et al. One year outcomes in patients with acute lung injury randomised to initial trophic or full enteral feeding: prospective follow-up of EDEN randomised trial. BMJ. 2013; 346: f1532.

9) Parry SM, Chapple LS, Mourtzakis M. Exploring the potential effectiveness of combining optimal nutrition with electrical stimulation to maintain muscle health in critical illness: a narrative review. Nutr Clin Pract. 2018; 33: 772-89.

10) Allingstrup MJ, Esmailzadeh N, Wilkens Knudsen A, et al. Provision of protein and energy in relation to measured requirements in intensive care patients. Clin Nutr. 2012; 31: 462-8.

〈中村謙介〉

Q 29

高齢者が PICS に陥らないための
栄養療法は何か？

POINT

- ☑ PICS を予防するために，経管栄養と補完的静脈栄養との組み合わせでエネルギー必要量やたんぱく質必要量を早期に充足させることを推奨する根拠はない．

- ☑ 目標エネルギーは間接熱量計や推定式を，目標たんぱく質量は 1.2〜2.0 g/ 体重 kg を目安に設定する．

- ☑ 腸管が使用可能であれば早期に経管栄養を開始し，ICU 入室後 7〜10 日で経管栄養のみによる目標量到達が困難であれば，補完的静脈栄養を考慮することが望ましい．

Postintensive care syndrome（PICS）は集中治療棟（intensive care unit: ICU）退室後にも残存する身体機能低下・認知機能低下・メンタルヘルス不全であり，低栄養が発症の一因となっている可能性がある（Q26 参照）．特に高齢者では ICU 入室前から低栄養かつ身体・認知機能低下を認めることも多く，さらに原疾患に伴う侵襲，栄養摂取不足，安静臥床などの要因が複合するため PICS に陥りやすい．このような背景から，栄養療法は高齢者を含む PICS 予防の重要な因子の 1 つとされている [1]．PICS の機序を鑑みても栄養療法が単独で PICS 予防効果を発揮するものとは考えにくいが，栄養摂取不足そのものが身体・認知機能低下をもたらすことから，低栄養による身体・認知機能への悪影響を栄養療法により最小限に食い止めることができれば，PICS 予防に寄与する可能性は高い．しかしながら，PICS の予防を主要アウトカムとした栄養介入研究は調べた範囲では存在しなかった．そこで本稿では身体機能・認知機能をアウトカムとした ICU 患者に対する栄養介入研究に基づき，高齢者における PICS 予防のための栄養療法について考察したい．

集中治療患者における目標栄養量

集中治療患者の目標エネルギー量は間接熱量計により測定した安静時代謝量を

表 29-1	集中治療患者に用いる安静時代謝量推定式
Ireton-Jones	安静時代謝量（kcal）＝1,784－（11×年齢）＋（5×実体重 [kg]）＋（244×性別 [男性：1, 女性：0]）＋（239×外傷 [有：1, 無：0]）＋（804＋熱傷 [有：1, 無：0]）
Swinamer	安静時代謝量（kcal）＝（941×体表面積 [m²]）－（6.3×年齢）＋（104×体温 [℃]）＋（24×呼吸数 [回/分]）＋（804＋一回換気量 [L]）－4,243
Penn State	安静時代謝量（kcal）＝（0.96×Mifflin-St.Jeor 式による安静時代謝量）＋（32×分時換気量）＋（167×直近 24 時間の最高体温 [℃]）－6,212
（参考）Mifflin-St.Jeor	男性： 安静時代謝量（kcal）＝（10×体重 [kg]）＋（6.25×身長 [cm]）－（5×年齢） 女性： 安静時代謝量（kcal）＝－161＋（10×体重 [kg]）＋（6.25×身長 [cm]）－（5×年齢）

（Frankenfield D. Energy. In: The ASPEN adult nutrition support core curriculum 3ed. Mueller CM edt. ASPEN; Silver Spring: 2017. p.27-40[3]）

用いることが推奨されるが，間接熱量計が使用できない場合は推定式を用いた算出，体重あたり 25～30 kcal/kg/ 日のいずれかを用いることが望ましい[2]．安静時代謝量推定式として Ireton-Jones, Swinamer, Penn-State などが知られている 表 29-1[3]．

　一方，たんぱく質は骨格筋の同化に必要不可欠であり，PICS 予防，特に身体機能維持の観点から重要な栄養素である[1]．推奨量は 1.2～2.0 g/ 現体重 kg で，熱傷や多発外傷患者では要求量がより高まる[3]．これらエネルギーおよびたんぱく質要求量を早期に充足させることで身体機能予後が改善し得るかを検証した研究が複数報告されており，PICS 予防の観点から参考にすることができる[4,5]．

集中治療患者における長期予後をターゲットにした RCT

　ICU 入室患者に対し EN と PN を併用してエネルギー・たんぱく質要求量を介入初日に 100% 充足させることを目指した群（早期群）と，25 kcal/kg/ 日を目標として入室 7 日以内は EN のみで管理する群（標準群）とで身体的健康（SF36 身体的側面尺度）や 28 日後，90 日後，6 カ月後の死亡率を比較したランダム化比較試験（EAT-ICU）が報告されている[4]．早期群の目標エネルギーは間接熱量計で測定された値を用い，たんぱく質は 1.5 g/kg/ 日以上を目安とした．早期群 102 名（年齢中央値 63 歳），標準群 101 名（同 68 歳）が研究対象となった．対象者の栄養状態は示されていないが，BMI 中央値は両群とも

表29-2　経管栄養単独と経管栄養＋補完的静脈栄養との機能予後

	EN	SPN＋EN	P 値
Barthel Index（退院時）	46.5±32.1	61.1±32.4	0.08
SF36（3 カ月後）			
身体的側面尺度	35.3±10.8	33.3±10.1	0.38
精神的側面尺度	50.0±10.5	51.5±10.1	0.38
SF36（6 カ月後）			
身体的側面尺度	35.8±11.2	39.3±10.2	0.17
精神的側面尺度	43.2±14.8	49.0±13.5	0.11

EN：経管栄養，SPN：補完的静脈栄養，SF36：36-Item Short Form Health Survey.
(Wischmeyer PE, et al. Crit Care. 2017; 21: 1-14[5])

22 kg/m^2 であった．ICU 入室中の投与エネルギー，たんぱく質ともに早期群の方が標準群より高値であったが（エネルギー：1,877 kcal/ 日 vs 1,061 kcal/ 日，たんぱく質：1.47 g/kg/ 日 vs 0.50 g/kg/ 日），6 カ月後の身体的検討および精神的健康（SF36 精神的側面尺度）は両群間で有意差を認められず，一方でインスリン投与量，高血糖の頻度ともに早期群の方が標準群より多かった．著者らは早期目標栄養量達成は身体関連 QOL 改善は寄与しないだろうと結論づけている．本研究では対象者のエネルギー出納，たんぱく質出納は，研究初日が最も差が大きく，3 日目，7 日目，研究終了日で徐々に差が縮まっている．標準群では 7 日目以降に EN のみで目標栄養量に到達できなかった場合に PN で補完するプロトコールとなっており，ICU 退室以降の栄養管理には大きな差がなかったことが推察される．

　同様に，ICU 入室患者に対して EN のみを行った群と EN に加えて不足するエネルギー・たんぱく質などを補完的 PN（supplemental PN: SPN）で補う群とで 60 日後死亡率と QOL，機能予後を比較することを目的とした多施設 RCT（TOP-UP trial）のパイロット研究が報告されている 表29-2[5]．対象者選定基準として低 BMI（＜25 kg/m^2）または高 BMI（＞35 kg/m^2）いずれかに該当することが求められ，対象者の平均 BMI は約 33 kg/m^2 であった．目標栄養量は 25 kcal/ 実体重 kg，たんぱく質量は 1.2 g/ 実体重 kg とされ（BMI＞35 kg/m^2 の場合はいずれも調整体重），EN 群 73 名（平均 55.1 歳），SPN＋EN 群 52 名（平均 55.8 歳）がそれぞれ割り当てられた．結果，処方されたエネルギーに対する平

IX

栄養管理

均充足率は EN 群に比べ SPN＋EN 群の方が高かった（入室 7 日目：EN 群 69%，SPN＋EN 群 95%）[2]．また，有意ではないものの EN 群では退院時の平均 Barthel Index（EN 群 46.5，SPN＋EN 群 61.1，P＝0.28）や QOL（SF36 身体的側面尺度：EN 群 35.8，SPN＋EN 群 39.3，P＝0.17）が低い傾向にあった．ただし，本研究は高 BMI 者を含んでいることもあり栄養リスクが低い対象者（平均 NUTRIC score 3.8～3.9，5 以上が高リスク）であるため解釈に注意を要する．また ICU 死亡率，院内死亡率に関しては栄養高リスク者，$BMI < 25 \, kg/m^2$ の群において低い傾向が認められていることから，機能予後に関しても栄養状態が悪い患者層では異なる効果が表れる可能性が考えられる．

双方の研究ともに PN を用いて早期に目標栄養量を達成する効果は認められなかった．しかしながら，エネルギー負債が大きいほど予後不良であることも少なからず報告されており，長期間（入室後 7～10 日以降など）目標栄養量に到達できない場合は SPN も選択肢となり得る（Q26 参照）．

まとめ

現時点では PICS 予防のための栄養療法を導き出すのに十分なエビデンスはない．しかし，先述の結果と診療ガイドラインを踏まえると，間接熱量計や推定式に基づいて設定した目標エネルギーと，1.2～2.0 g/ 体重 kg の目標たんぱく質量をターゲットとし，腸管が使用可能であれば早期に EN を開始すること，ICU 入室後 7～10 日で EN のみによる目標量到達が困難であれば SPN を考慮することが望ましいと考える[2]．また，長期予後には ICU 退室後の栄養管理も大きく影響を与えるため，ICU から一般病棟までシームレスに繋がる栄養療法を心がけたい．なお，集中治療患者を対象に超高たんぱく質投与（≧2.2 g/ 体重 kg）が低たんぱく質投与（≦1.2 g/ 体重 kg）と比較してアウトカムを改善するかを目的とした大規模多施設 RCT（EFFORT trial）が現在進行中である[6]．アウトカムは 60 日死亡率や生存退院であり PICS 予防に直接結びつくものではないが，PICS 発症高リスク群と考えられる低栄養やフレイル，サルコペニアが選定基準に含まれており，進捗を注視したい．

本原稿に対して的確な助言を与えてくださった宮島功先生（近森病院臨床栄養部部長代行）に深謝申し上げます．

❯ 参考文献

1) Inoue S, Hatakeyama J, Kondo Y, et al. Post-intensive care syndrome: its pathophysiology, prevention, and future directions. Acute Med Surg. 2019: 6; 233-46.

2) McClave SA, Taylor BE, Martindale RG, et al. Guidelines for the provision and assessment of nutrition support therapy in the adult critically ill patient : Society of Critical Care Medicine and American Society for Parenteral and Enteral Nutrition. J Parenter Enter Nutr. 2016; 40: 159-211.

3) Frankenfield D. Energy. In: The ASPEN adult nutrition support core curriculum 3ed. Mueller CM edt. ASPEN; Silver Spring: 2017. p.27-40.

4) Allingstrup MJ, Kondrup J, Wiis J, et al. Early goal-directed nutrition versus standard of care in adult intensive care patients: the single-centre, randomised, outcome assessor-blinded EAT-ICU trial. Intensive Care Med. 2017; 43: 1637-47.

5) Wischmeyer PE, Hasselmann M, Kummerlen C, et al. A randomized trial of supplemental parenteral nutrition in underweight and overweight critically ill patients: The TOP-UP pilot trial. Crit Care. 2017; 21: 1-14.

6) Heyland DK, Patel J, Bear D, et al. The effect of higher protein dosing in critically ill patients: A multicenter registry-based randomized trial: The EFFORT Trial. J Parenter Enter Nutr. 2019; 43: 326-34.

〈西岡心大〉

IX

栄養管理

Q30

耳栓や音楽療法による騒音対策は PICS を予防するか？

A POINT

☑ ICU 患者は耳栓によって睡眠を促すことがせん妄予防につながるかもしれない.

☑ ICU 患者に対して，患者の好きなタイミングで好きな音楽を提供することは心理的に好転する作用が期待される.

耳栓の効果

　PICS は ICU 在室中より発症しておりその原因の 1 つにはせん妄が関与している. ICU 患者の睡眠は分断化されており，昼夜逆転など障害されているという背景があり，睡眠障害とせん妄の関連性が指摘されている [1]. 睡眠障害に対する介入によるせん妄予防効果はさまざまな検証がある. ICU は高度な設備による騒音によって睡眠が妨害されており，それを防ぐための 1 つに耳栓による介入があがる. ICU 患者の中途覚醒は睡眠が浅いからであることが示されており [2]，夜間に耳栓を使うことは睡眠の質を改善させ，ICU におけるせん妄発生を減少させるのかという問いには次の論文で答えている. ベルギーの大学病院にある 45 床の ICU で行われた調査によると，毎晩，22 時〜翌 6 時まで看護師が耳栓を装着し（機械音は 33 dB 以下），特に ICU 入室直後（48 時間以内）せん妄の発症は遅らせ，熟眠を多く感じる患者が多かったとしている [3]. Van Rompaey らの報告では，耳栓により興奮を遅らせ，睡眠の質としても耳栓は良いと自覚する患者が多かった [4] としており，耳栓はせん妄発症において有効なツールではないかと思われる.

音楽療法の効果

　2013 年に米国集中治療医学会から刊行された PAD guidelines [5] では，成人 ICU 患者に対して，光・音をコントロールするための方策を取る（1C）として

おり，音楽を集中治療に取り入れることはすでにガイドラインで提案がなされている．

医療全般的に行われている音楽療法はストレスリリース（軽減）のために広く使われており，有効な治療であるかもしれない．音楽療法は，本邦における音楽療法学会が日本音楽療法士の資格を国家認定にする運動を進めるなどここ数年間で注目が高い．集中治療領域（人工呼吸中など）においても音楽療法は不安を軽減でき，薬を使わない（薬に依存しない）リラクゼーション反応を誘発させることができるかもしれない．このリラクゼーション反応は，酸素消費や心負荷軽減につながることが期待できる．さらに音楽療法は良質な睡眠を促進させ，人工呼吸離脱過程で必要な鎮静薬を減少させ，患者の痛みを和らげる[6]．5施設12のICUで行われた人工呼吸管理を要する患者を対象としたRCTでは患者にノイズキャンセリングヘッドフォンを使用して少なくとも1日2回自発的に音楽を聴かせることで，介入群の方が対照群よりも不安の程度，鎮静剤の投与量や頻度が有意に減少したと報告されている[7]．また音楽を使った人工呼吸器装着患者を対象とした無作為化クロスオーバー試験では，介入群の方が鎮静深度を変えることなくオピオイドの投与量やコルチゾール・プロラクチンの血中濃度が有意に減少している[8]．モーツァルトのピアノソナタを使った介入研究では鎮静剤の投与量や血中IL-6およびエピネフリンは有意に減少し，成長ホルモンは有意に増加を認めた[9]．

このようにICU患者に対し音楽療法の効果に関するさまざまな報告があり，これらに加え，患者の好きなタイミングで好きな音楽を提供することは心理的に好転する作用が期待され後々PICS予防につながるかもしれない．

❯ 参考文献

1）Boesen HC, Andersen JH, Bendtsen AO, et al. Sleep and delirium in unsedated patients in the intensive care unit.Acta Anaesthesiol Scand. 2016; 60: 59–68.
2）Wallace CJ, Robins J, Alvord LS, et al. The effect of earplugs on sleep measures during exposure to simulated intensive care unit noise. Am J Crit Care. 1999; 8: 210-9.
3）Mistraletti G, Carloni E, Cigada M, et al. Sleep and delirium in the intensive care unit. Minerva Anestesiol. 2008; 74: 329-33
4）Van Rompaey B, Elseries MM, Van Drom W, et al. The effect of earplugs during the night on the onset of delirium and sleep perception: a randomized controlled trial

in intensive care patients. Critical Care. 2012; 16: R73.

5) Barr J, Fraser GL, Puntillo K, et al. American College of Critical Care Medicine. Clinical practice guidelines for the management of pain, agitation, and delirium in adult patients in the intensive care unit. Crit Care Med. 2013; 41: 263-306.

6) Mofredi A, Alaya S, Tassaiovst K, et al. Music therapy, a review of the potential therapeutic benefits for the critically ill. JCCM. 2016; 35: 195-9.

7) Chlan LL, Weinert CR, Heiderscheit A, et al. Effects of patient-directed music intervention on anxiety and sedative exposure in critically ill patients receiving mechanical ventilatory support: a randomized clinical trial. JAMA. 2013; 309: 2335-44.

8) Beaulieu-Boire G, Bourque S, Chagnon F, et al. Music and biological stress dampening in mechanically-venti- lated patients at the intensive care unit ward-a prospective interventional randomized crossover trial. J Crit Care. 2013; 28: 442-50.

9) Conrad C, Niess H, Jauch KW, et al. Overture for growth hormone: requiem for interleukin-6? Crit Care Med. 2007; 35: 2709-13.

〈劍持雄二〉

JCOPY 498-16620

Q 31 ▶ ICU 患者における日記の効果は？

A ▶
POINT
- ☑ ICU 日記を書き続けることは不安・抑うつ・PTSD 症状を軽減させ，PICS 予防に繋がるかもしれない．
- ☑ ICU 日記を ICU 退室後も一般病棟で継続させることが，PICS ケア継続に繋がる．

ICU 日記とは

　ICU 日記は ICU などのクリティカルな状況におかれたことによって歪んでしまった記憶を正し，心理的回復を促すツールとして注目されている．Harvey らの PICS 発症の予防戦略[1] の 1 つとして紹介されている 表31-1 ．

　この日記は，現在の状況などの見当識の把握を助け，不安・抑うつ・PTSD 症状を軽減させる[2]．また ICU さらに一般病棟を退室し，退院・転院した後に断片的で歪んでしまった ICU での記憶を日記によって補正することで PICS を予防する可能性がある．これはクリティカルな療養中に医療者・家族が患者の様子を書き綴り，患者の経験を説明するために保管しておく．

　日記をつけることは，患者のみならず家族の PTSD 症状を減少させることが示

表31-1 PICS 発症の予防戦略
- 補正可能なリスク因子の除去
- 早期運動療法
- 退院後フォローアップ
- 早期からの心理学的介入
- ICU 日記
- 癒しの治療環境
- 身体的，認知的，精神的状態の推移に関するチェックリスト
- ABCDEFGH バンドル活用による早期抜管，早期 ICU 退室
- PAD ガイドラインに基づくせん妄の予防

（Harvey MA, et al. Crit Care Med. 2016; 44: 381-5[1] を改変）

X
環境整備・日記

されている[3]．当施設においては主担当ナースがピックアップした患者に対して，担当医師の協働のもと，患者・家族に説明をし，同意を得た後，日記の記載を開始する．日記は一般的な大学ノートにその日のイベントや出来事，患者の生活，リハビリ状況などを担当看護師の判断で定期的に記録している．患者・家族の希望があれば写真を添えることもある．ケアに関わった担当医師・理学療法士・臨床工学技士が記載することもある．また患者自身が記載しても構わない．

ICU 退出後も「ICU 日記」を続ける場合

ICU を退室した後も患者に対するケアを継続する必要があることは言うまでもない．ICU で 2 週間のクリティカルな治療を受けた患者が，その半年後，1 年後…3 年後も身体機能，精神機能，認知機能が十分に回復しない状態が続いているのが PICS である．ICU 日記を病棟に移動した後も看護が中心に展開していくことが望まれる．しかし，看護の領域において所属部署が変わることで，看護をするスタッフの考え方や経験などの影響で，「継続看護」が発揮されないことがある．いくら ICU で PICS のケアを頑張っていても，一般病棟に移動した後に継続されなければ意味がない．ICU 日記は，ICU で行っていたケアだけでなく，患者・家族の想いを記載した看護師・医師の声や，患者・家族の「生の声」が凝縮されているため，日記を継続することが PICS のケアを ICU から一般病棟に継続することにつながりやすい．ICU の領域からしっかり PICS 予防として行う ICU 日記を展開するための方法を十分に確立し，一般病棟につなげていくことが望まれる．

ICU 日記を展開する上での注意点

ICU 日記を展開することになったら根気強く，継続して 1 日 1 行でも必ず書き続けなければ意味がない．

ICU 日記は PICS を予防する上で全ての患者に必要であるかというとそうではない．患者家族が望まなければ提供する必要はない．提供する上でプライバシーに十分配慮しなければならないので，写真などを掲載する場合は，患者家族の要望を十分に把握した上で掲載する必要がある（写真掲載は必須ではない）．また繊細な状況，医師の病状，今後の方針，機密性のある情報は避けなければならない．

現在においてどのような患者に，どのような有効性があり，どのようなアプローチが効果的なのか，また反対にどのような患者に悪影響があるのか明確になっていない現状がある[4].

❷ 参考文献

1) Harvey MA, Davidson JE. Postintensive Care Syndrome: Right Care, Right Now...and Later. Crit Care Med. 2016; 44: 381-5.
2) Garrouste-Orgeas M, Coquet I, Périer A, et al. Impact of an intensive care unit diary on psychological distress in patients and relatives. Crit Care Med. 2012; 40: 2033-40.
3) Jones C, Bäckman C, Griffiths RD. Intensive care diaries and relatives' symptoms of posttraumatic stress disorder after critical illness: A pilot study. Am J Crit Care. 2012; 21: 172-6.
4) Aitken LM, Rattray J, et al. The use of diaries in psychological recovery from intensive care. Critical Care. 2013, 17: 253.

〈劔持雄二〉

X

環境整備・日記

Q
32 メンタルケアは PICS を
予防するか？

A
POINT

☑ PICS 予防に対する心理士などによるメンタルケアは，効果的である可能性があるが，未だはっきりとした結論に至っていない．

☑ PICS-F 予防に対する心理士などによるメンタルケアはうつ症状を改善する可能性がある．

☑ 専門家以外による狭義のメンタルケアの効果は不明である．

PICS 予防に対するメンタルケア

　PICS 予防に狭義のメンタルケア，例えば ICU 在室中に心理士や精神科医などの介入が効果的であるというはっきりとしたエビデンスはない．ただし，小規模の研究はいくつかあるため紹介する．1 週間以上人工呼吸療法を行った重症疾患後の 5 名の患者と 7 名の家族に対して，参加者の経験を聞きニーズに対する情報提供を行い，感情のサポートと身体的なトレーニングを退室後 3・6・12・24 カ月後に行っている．論文では，特に退院後変化する必要な情報に対する継続したケアの重要性，家族が何をすべきかわからない状態は恐怖や心配を生むこと，患者はだんだんと自立していくこと（依存が先にあること）などが述べられている[1]．別の研究では，外傷患者に対して，心理士の介入を行った前後で PICS のメンタルヘルス障害が減少するか否か検討している．この研究では，集中治療医と看護師にアドバイスを受けた臨床心理士が，患者の意識が改善した後平均 5 回程度コーピング方法と感情のコントロールに関する介入を行っている．結果，不安（介入群 8.9% vs. コントロール群 17.4%），うつ症状が減少（介入群 6.5% vs. コントロール群 12.8%）と差が見られなかった．一方で，PTSD 症状に関しては，介入群で減少していた（介入群 26% vs. コントロール群 49%）．さらに 12 カ月後の PTSD 発症と心理士の介入には多変量解析においても関連性がみら

れた（OR, 5.463; 95% CI, 2.946 to 10.13; P＜0.001）[2]．しかしながら，あくまで前後比較試験であり，明らかな効果を証明したものとは言い難い．今後の研究に期待したいところである．

PICS-F に対するメンタルヘルスケア

❶多くの家族は十分に理解していない

　家族がどの程度の精神的ダメージを受けるか否かは，患者の状態や状況（死別の仕方を含む）をどのようにとらえるかにかかっている．つまり，不幸にも患者が亡くなってしまった場合は，「天寿を全うした，苦しまなかった，よい死であった」と思えること，治療が成功した場合には，「十分な治療を受けた，ICUで治療を受けたおかげだ，（現在の患者の状態であっても）助かってよかった」と思えることで精神的ダメージは軽減されるのではないか．その意味において，家族にとって，やはり重要なのは「患者の状態や治療に関する十分な説明と理解」「納得のいく話し合いの結果行われる（あるいは行われない）治療やケア」であろう．

　しかしながら，一般的な家族と医師との初回のコミュニケーション時間は，平均 10±6 分であると報告されている．そして，その家族のうち 54％は，患者の診断や問題点，治療に関して十分に理解できないでいた[3]．多くの家族が不十分な情報提供のうえに，重大な決断を迫られていることは間違いなさそうである．そして，こうした家族に意思決定を求める必要があった患者ほど複雑な臨床コースをたどり，人工呼吸，経管栄養や静脈栄養を使用する割合が多く，在院日数も長くなり，病院死亡率も高い[4]．

❷コミュニケーションと意思決定の共有

　こうした状況を解決するための研究がいくつか行われているのでご紹介する．最も有名なのは，VALUE と呼ばれるコミュニケーション方法を使用した研究である[5]．簡単に説明すると，

① Value and appreciate what the family members said：家族の言っていることの価値を認める（尊重する）

② Acknowledge the family members' emotions：家族の感情を認め，その感情に医療者が気づいていることを伝える

③ Listen：話をよく聞く

④ Ask questions that would allow the caregiver to Understand who the patient was as a person：他人と違う一個人として患者を理解するための質問をする

⑤ Elicit questions from the family members：家族からの質問を引き出す

　という 5 つのステップでコミュニケーションを行う方法である．この VALUE は共同意思決定 Shared decision making を実践するための方法であるとも考えられている．Shared decision making とは意思決定プロセスを共有することである．もう少し具体的に説明すると，患者や家族の価値観やこだわり，感情などを引き出し，折々に足りない医療情報を提供しながら，患者‐家族が意思決定をしていくプロセスに付き合うことである（看護師っぽい言葉で言えば寄り添うこと）．「重要なことなので，家族が責任もって決めてきて」と突き放すようなやり方はやめようよということでもある．なお，終末期の ICU 患者に，この VALUE を使用した研究では，合わせて小冊子（死別や葬儀，悲嘆の過程などに関する時系列の情報）を家族に配布し，家族カンファレンスを実施している．その結果，介入によりカンファレンス時間は 30 分（19〜45），対照群 20 分（15〜30）（P＜0.001）と長くなり良好なコミュニケーションが推進され，VALUE コミュニケーション群で 3 カ月後の PTSD 症状が改善し，不安，うつ症状の発生率が低下した[5]．

❸エンドオブライフケアへの専門家の介入

　別の研究においては，看護師や心理士で構成されるコミュニケーションファシリテーター（促進者）を育成し以下の 5 つの介入を行っている．

①家族の関心ごと，してほしいこと（needs），コミュニケーションの特徴などを理解するためにファシリテーターがインタビューする

②医療者で①の内容の要約を伝えるミーティングを行う

③関係性を築くための 4 項目のあらかじめ定められたコミュニケーションと感情的なサポートを行う（この中には情報提供，感情的なサポート，ソーシャルワーカーを紹介することなども含まれる）

④家族カンファレンスにファシリテーターが参加する

⑤急性期病棟から退室後 24 時間家族をフォローアップする

　この介入によって，6 カ月後のうつ症状は減少した（ただし，不安，PTSD 症状に差はみられていない）．また，この介入研究の面白いところは，経済的な効果に関しても測定しているところである．まず，介入によって，ICU 死亡率に変

化がないことを述べたうえで（対照群25% vs. 介入群21%，P＝0.615），介入によってICUでの医療コストが患者1人当たり対照群$75,850から 介入群$51,060に減少したと述べている（P＝0.042）．また，このコストの差は死亡患者で，特に大きく対照群では$98,220だったのに対し介入群で$22,690であった（P＝0.028）．この理由として，在室期間が短いことをあげている（ICU在室日数28.5 vs. 7.7日，病院滞在日数31.8 vs. 8.0日，ともにP＝0.001）[6]．要するに，良好なコミュニケーションによって，特に治療による効果が望めない人々の，スムーズな意思決定を促進し，結果，患者が苦痛の強い治療を受ける期間が短くなり，医療費を抑制したということであると考えられる．

❷ **参考文献**

1）Czerwonka AI, Herridge MS, Chan L, et al. Changing support needs of survivors of complex critical illness and their family caregivers across the care continuum: a qualitative pilot study of Towards RECOVER. J Crit Care. 2015. 30: 242.

2）Peris A, Bonizzoli M, Iozzelli D, et al. Early intra-intensive care unit psychological intervention promotes recovery from post traumatic stress disorders, anxiety and depression symptoms in critically ill patients. Critical Care. 2011. 15: R41.

3）Azoulay E, Chevret S, Leleu G, et al. Half the families of intensive care unit patients experience inadequate communication with physicians. Crit Care Med. 2000; 28: 3044-9.

4）Torke AM, Sachs GA, Helft PR, et al. Scope and outcomes of surrogate decision making among hospitalized older adults. JAMA Intern Med. 2014. 174: 370-7.

5）Lautrette, A, Darmon M, Megarbane B, et al. et al. A communication strategy and brochure for relatives of patients dying in the ICU. N Engl J Med. 2007. 356: 469-78.

6）Curtis JR, Treece PD, Nielsen EL, et al. Randomized trial of communication facilitators to reduce family distress and intensity of end-of-life care. Am J Respir Crit Care Med. 2016; 193: 154-62.

〈櫻本秀明〉

X

環境整備・日記

Q 33 ▶ PICS 予防のために ICU ルーチンシステムを いかに変えるか？

A ▶
POINT

- ☑ 退室後の患者に影響を与える ICU ルーチンシステムを "認識" する.
- ☑ ICU ルーチンシステムの変革は，日々の介入を PICS の視点で再度意味付けすることから始まる.
- ☑ 集中治療領域における長期的視点と holistic care を再構築する.

PICS の発症には，①疾患や病態，②治療やケアなどの医原性要因，③ICU の環境，④患者の精神的要因が関与していることが既に報告されている[1]. PICS 発症に対する直接的な予防介入は依然未確立であり，これらのリスク要因を ICU 入室後の早期からいかに低減できるかが要となる. 中でも，②医原性要因や，③ICU の環境には，PICS 発症に関わる ICU ルーチンシステムが多々存在し，リスク要因の低減においてそれらの変革が不可欠といえる. 本章では，特に私たち看護師が深く関与する ICU ルーチンシステムに焦点を当て，変革するうえで必要な視点は何かを検討する.

ICU ルーチンシステムとは何か，どのように変えるか

❶看護ケアにおけるルーチンシステム

▎「良かれと思って…」私たち看護師の "善行"

クリティカルケアに携わる私たち看護師が日々提供するケアについて，今一度振り返ってみたい. 例えば，ICU では褥瘡予防や呼吸ケアなどさまざまな目的で体位変換を要する患者が日常的に存在する. また，挿管管理下に人工呼吸器を装着する患者も多く，そのような患者にとって喀痰吸引は必須ケアの1つである. 身体拘束に関しても同様に，重要デバイス装着中の意識清明ではない患者などに対し，安全を理由に実施されることが多々ある.

これらは看護師が行う"ICUルーチンケア"の一部であり，ICU看護師にとってはまるで息をするかのような日常的な介入とも言える．一方，集中治療を受けた患者がICU入室中に最も頻回に苦痛を感じたのは，人工呼吸器管理中の吸引と体位変換であったとの報告がある[2]．このように，患者がICUで体験する痛みと言えば，創部痛の他，医療デバイス挿入時の穿刺など侵襲的な処置を思い浮かべることが多いが，それだけではないのである．

　体位変換や吸引などの看護介入は合併症予防の点において，身体拘束は患者自ら守れない際の安全保持の点において不可欠である．しかし同時に，患者にとっては苦痛な侵襲となり得ること，ICU退室後にもなお記憶される痛みとなり得ることを忘れてはならない．だからといってPICS予防を理由に治療上必要な介入をしないとなれば，それは本末転倒である．大切なことは，私たち看護師が"良かれと思って，患者のために"している行為は，患者目線で捉えた場合，ひいてはPICSの視点で切り取った場合患者にとっては必ずしも善行ではないということを，まずは知ることである．

■手を出しすぎる介入

　患者の日常生活援助は，看護師が担う大きな役割の1つである．ICUでは，患者の多くにさまざまな医療デバイスが装着されており，介入時看護師は計画外抜去を起こさないよう安全を第一に考慮した方法を選択しているであろう．自立性の促進と援助によるセルフケア維持のバランスに絶対はなく，看護師個々のアセスメントに委ねられるが，日常から切り離されたICU患者を前に，つい手を出しすぎてはいないだろうか？

　退室後の身体・認知機能低下は，罹患した疾患や病態などの直接的要因のみならず，ICU入室中のさまざまな医原性要因が影響することは既に明らかである．お膳の蓋を取る，挿管患者の整容，更衣時のズボンの上げ下げに至る何気ない行為の促しとその積み重ねは，筋力や巧緻性，認知機能の維持だけでなく，自己効力感の獲得を助ける．看護師は，安全を担保しながらも，患者の主体性を奪わず，時に見守り，退室後には元の生活に戻ることをICU入室早期から見据え，援助の程度と方法を検討する必要がある．

❷ICU環境におけるルーチンシステム

■その環境は患者目線か

　ベッド上でウトウトする高齢患者の前に，ご年配方向けであろうテレビ番組が

流れている光景を目にすることがよくある．また，患者のオーバーテーブルに，病院の所有する小さな置き時計が置かれていることも珍しくない．これらは患者自らが望んだ場合もあれば，せん妄ケアを意図した看護師の介入である場合もある．さて，そのテレビ番組は本当に患者の見たいものだろうか…？　時計の示す時刻は，患者の目に十分な大きさだろうか…？

　せん妄は PICS 発症要因の 1 つでもあるため，せん妄予防はすなわち PICS 予防ケアとも言える．せん妄は，これまで既にさまざまな予防策が提唱されており，前述した介入もまた，よく目にするルーチンケアの 1 つである．しかし，テレビをつけて刺激を与えればよし，時計やカレンダーを設置すれば OK，ではない．ここで述べたいのは，画一的な方法や形式上の実施をもって達成ではない，ということである．個別化を重視した最善の環境は一様ではなく，患者個々にもたらす意味合いを考える必要があり，それらは患者目線に立たなければ見出せない．つまり，ICU という非日常空間を可能な限り患者の日常に近づける際，ルーチンシステムに多様化が求められ，PICS 予防ケアこそ patient-centered care が発揮されなければならないと言える．

▌看護師という環境

　意識レベルの確認やせん妄評価は，刻々と状態の変わる ICU 患者をオンタイムに把握するうえで重要な看護である．一方，大きな声で何度も「ここはどこですか？　今日は何日ですか？」と問われることを，患者はどのように感じているだろうか？

　冒頭で述べた PICS 発症要因の 1 つでもある，ICU 入室中の不安・恐怖心・ストレス反応などを含む精神的要素は，ICU 環境により惹起されるとも言われる．言い換えれば，最適な環境調整は，患者の精神的安寧の保持に寄与する可能性があるということである．

　看護師は，患者を取り巻く環境の一部である．アラーム音や医療者同士の話し声のみならず，患者に向けられる声や口調，目線，表情など，看護師の発するコミュニケーション方法とその影響を，私たち自身が最も留意しておくべきである．患者にとっての comfort とは何か，心の安寧を与える関わり方とはいかなるものか，環境の一部として自身のあり方を今一度振り返りたい．

本章で述べた看護のみならず医療介入においても，現行する ICU ルーチンシステムの改善は私たちの使命と言える．不必要な事象を回避するには，PICS とは何か，リスク因子は何かをまずは個々が正しく認識することに他ならない．しかし，ルーチン化された仕組みを大きく変えるには，個人に留まらず組織性・継続性を重視したシステムアプローチが不可欠である．学習会やケアカンファレンスを通して PICS に関する共通認識を持ち，より体系化された介入方法を創出しながら，組織全体で PICS 予防につながる風土の醸成を目指す必要がある．

ICU ルーチンシステムを変えるうえで必要なことは何か

　集中治療領域においては，長く救命が最優先されてきた．これはマズローの Hierarchy of Needs で言うと，下層にある生存と安全のニーズ充足が最重要課題であり，その上層に成り立つコミュニケーションや人とのつながり，自尊心や自己実現などのニーズは犠牲にされて仕方ないとも捉えられ，現在においてもまれではない．Jackson は，集中治療に携わる私たちこそがこの現状を自覚し，下層のニーズ充足に留まらず，ICU 患者に対する holistic な介入の重要性を述べている[3]．PICS 予防を見据えたシステム変革は，患者をより包括的・全人的に捉える視点なしには実現しないと言える．

　PICS 予防において重要なのは，目新しい方法を導入することではなく，現システムを振り返り，日々提供する介入や環境を PICS の視点で再度意味づけることである．早期抜管を目指した鎮痛・鎮静管理，合併症予防のための早期離床など，ICU 看護師の中には，疾病の早期終焉に向け "短期的な" ゴールを掲げていることもあるだろう．そこに間違いはないが，そのような自身の介入は意図せずとも PICS ケアとなっていることを認識することが大切である．認識により，不必要なことを回避し，最善の方法を吟味できるからである．集中治療領域では依然未熟とも言える，退院後の人生までを見据える "長期的視点" を日々の看護に包含することは，PICS 予防の一助となるだろう．

参考文献

1）日本集中治療医学会，日本救急医学会合同．日本版敗血症診療ガイドライン 2016 作成特別委員会．日本版敗血症ガイドライン 2016．日本集中治療医学会雑誌．2017; 24 Suppl 2: S1-232.

2）Payen JF, Chanques G, Mantz J, et al. Current practices in sedation and analgesia for mechanically ventilated critically ill patients. Anesthesiology. 2007; 106: 687-95.

3）Jackson JC, Santoro MJ, Ely TM, et al. Improving patient care through the prism of psychology: application of Maslow's Hierarchy to Sedation, Delirium and Early Mobility in the ICU. J Crit Care. 2014; 29: 438-44.

〈鎌田未来　宇都宮明美〉

Q 34

患者・家族の PICS 対策は
どのようにすべきか？

A
POINT

- ☑ その人らしい生活の再構築に向け，ABCDEFGH バンドルをはじめ，患者のニーズに応じた看護ケアを連続した時間の中で提供していくことが重要である．
- ☑ 家族の無力感と恐怖を低減し，役割機能の再獲得を支援する看護ケアが重要である．

ICU の看護師への評価と期待

平成 30 年度診療報酬改定において，「特定集中治療室管理料 1 および 2」の施設基準として専門性の高い看護師の配置が要件化された[1]．これは，ICU における看護の専門性が保険診療として初めて評価された非常に素晴らしいことである．厚生労働省保険局への日本看護協会と看護系学会等社会保険連合の要望（日本クリティカルケア看護学会・日本救急看護学会・日本集中治療医学会合同要望）の成果であるとともに，私たち看護師の努力の賜物である．また，これは同時に，質の高い集中治療を享受したいと願う国民の，看護師への期待を意味している．救命はもちろん，退院後も住み慣れた地域で生き生きと暮らし続けられるよう，PICS 対策としての看護が求められている．

ICU の看護師の役割と特徴

ICU の看護師の重要な役割は，24 時間連続した時間の中で，ABCDEFGH バンドル（Q21, 22 を参照）などの PICS 対策を継続して実践することである．タイムスタディによる調査では，ICU 看護師の約半分の行動が患者への直接ケアであることが報告されている[2]．集中治療を受ける多くの患者は，重症な病態のみならず，痛みや口渇，不安や恐怖などのさまざまな苦痛に苛まれ，心身ともに不安定な状態にある．ICU は，看護師が従事するあらゆるフィールドの中で，最も患

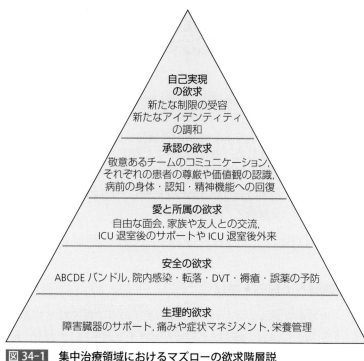

図 34-1 　集中治療領域におけるマズローの欲求階層説
（Jackson JC, et al. J Crit Care. 2014; 29: 438-44[4]）より引用，一部改変）

者のそばでケアができる場である．十分な鎮痛のもと，看護師が患者のそばにいることは，患者が「今」何に苦痛を感じているのかを理解し，それに適切に対処することを可能にし，より安全な浅鎮静を実現する[3]．

高位のニーズの充足と日常生活の再構築

安全な浅鎮静の実現によって，患者は，高位のニーズを満たすことが可能になる 図 34-1 ．PICS 対策の鍵は，これら高位のニーズの充足にある．呼吸や循環などの低位のニーズを満たす基盤に加えて，その人らしい生活の再構築を目的に高位のニーズを満たすことができるよう支援することが重要である[4]．高位のニーズを理解し，対応していくためには，患者の入院前の生活状況を知る必要がある[5]．看護師は，患者の入院前と現在との機能的能力のギャップをアセスメントし，機能的回復（functional reconciliation）を支援していくことが重要であ

表 34-1　看護師が実践する生活動作自立への支援とタイミング

	7〜13 時		13〜19 時		19〜1 時		1〜7 時		
	n	(%)	n	(%)	n	(%)	n	(%)	観察数
ベッド上	141	(39.6)	159	(43.8)	192	(57.5)	230	(69.4)	722
セミファーラー位	78	(21.9)	75	(20.7)	55	(16.5)	35	(10.5)	243
椅子への移乗	98	(27.5)	89	(24.5)	67	(20.1)	66	(19.9)	320
立位または歩行	39	(10.9)	40	(11.0)	20	(6.0)	1	(0.3)	100
合計	356	(25.7)	363	(26.2)	334	(24.1)	332	(24.0)	1,385

(Cortés OL, et al. Clin Nurs Res. 2015; 24: 139-55[12]) より引用，一部改変)

る[6]．これには，非日常的な療養環境の中に，日常性を少しでも取り戻すための介入が大切であり，特に家族の関わりは大きな役割を担う[7]．家族への PICS を含む情報提供や ICU 日記の使用などは，患者と家族と医療者の繋がりを強化し，患者の治療への家族の参加を推進できる可能性がある[8,9]．

身体機能回復を支援するケア

　早期からのリハビリテーションは，患者の身体機能を回復させることが示唆されている[10]．また，短時間かつ高頻度のリハビリテーションは，患者の機能的能力の回復を促進させる可能性が報告されている[11]．表 34-1 に示すように，集中治療の現場に従事する看護師は，昼夜問わず，24 時間を通して患者の生活動作の自立を支援しており[2,12]，患者の身体機能の回復に寄与できる可能性がある．また，当然のことながら，ICU 退室後も患者の治療や生活は続いていく．しかし，ICU 退室後は，半数以上の患者で活動レベルが低下している状況が報告されている[13]．患者の PICS からの回復過程は連続体である[14]．ICU 退室後も，それぞれの患者の機能的回復に向けて，一貫性あるケアが継続されるための連携が重要である[5,6]．

患者と家族の精神状態回復を支援するケア

　患者の精神障害が重度であるほど，家族の精神障害も重度であることが報告されている[15]．これは，患者の精神状態が家族に影響する可能性を示唆している．PICS-F の予防と対策には，まずは患者の回復を支援するケアが重要である．継続したリハビリテーションは，身体機能のみならず，精神状態をも改善させる可能性が報告されている[16]．一方，多くの家族は，大切な人の重篤な状態を前に

XI

看護ケア

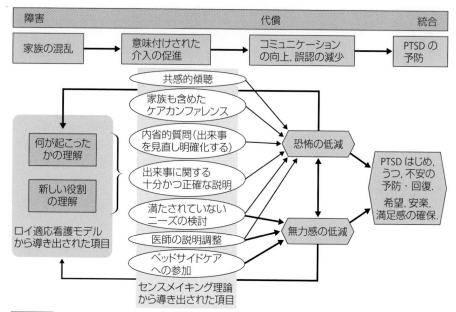

図 34-2 PICS-F の予防と対策のためのケア
(Davidson JE. Crit Care Nurse. 2010; 30: 28-39[17]) より引用，一部改変)

して，自分が何もできないという無力感を感じている．リハビリテーションは，家族が参加できる治療の１つである．そのため，継続したリハビリテーションと家族の参加は，患者と家族双方の精神状態を回復させる可能性が考えられる．

家族の役割機能の再獲得に向けたケア

図 34-2 に示すように，Davidson は，ロイ適応看護モデルと中範囲理論（センスメイキング理論）を用いて，PICS-F の予防と対策のためのケアを報告している[17]．患者に何が起きているのかわからない恐怖や，先述した無力感は，家族の精神的負担を増加させ，PICS-F を生じさせる可能性がある．これは，ロイ適応看護モデルにおける適応レベルが「障害」された状態であり，特に役割機能様式における適応促進が必要である．そのためには，出来事の正しい理解と役割の再獲得が重要で，具体的には共感的傾聴・適切な情報提供・ケアへの参加などを支援する．特に，先述した通り，家族の参加は無力感の低減に有効である．家族の意向を確認することが前提ではあるが，希望があれば，リップクリームの塗

布，関節の曲げ伸ばしの支援など，日常的なケアも含め，家族の参加を促す．この要となるのは，1つ1つのケアに意味付け（センスメイキング）を行い，家族が納得したうえで参加できることである．患者の最も苦痛なことのひとつに口渇があり，口唇の乾燥は非常に辛いものである．リップクリームを塗ることで，患者の苦痛を緩和することができる．不動化は関節拘縮に繋がり，ADL を著しく低下させる．指や肘，肩等の関節をやさしく曲げ伸ばしすることで，拘縮を予防し，食事や排泄などの生活行動の自立を維持できる可能性がある．私のケアは大切な人の回復促進に寄与している，（たとえ不幸な転帰であっても）患者のために私は役割を果たせている（役に立っている）と，家族が少しでも実感できることが大切である．次項（Q35）で後述する通り，適切な情報提供のもと面会制限を緩和すること（自由な面会）は，患者ケアへの関与についての自己認識を有意に高め，家族の不安やうつを軽減させる可能性が示唆されている．

患者の「今」をアセスメントし，ケアする

PICS は概念であり，診断基準は未だ存在しない．集中治療を受けた患者の生活状況を見ることによって PICS であるか否かが判断される．ゆえに，集中治療の対象は生活者たる人間である．人間は，生理・自己概念・役割機能・相互依存が有機的に影響し合い形成されているシステムであり，複雑かつ多様である[18]．そのため，PICS からの回復を促進させるのは，それぞれの患者のニーズに応じたケアであり，患者が違えば最善のケアも異なる．また，人間とは根源的に時間的存在である．時間の経過とともに人間も変化し再形成されるように，昨日と今日では，最善なるケアも変化していく．目の前の患者には「今」どのようなニーズがあるのか．このアセスメントは，先人から受け継がれてきた看護の知恵であり[19]，患者の最もそばで医学と生活の両視点からケアを提供する看護師だからこそなせる業である．多職種や家族，患者自身と協働し，退院後の暮らしに向けて，患者に「今」必要なケアを吟味，選択，実践する．そして，実践した看護を，施設内外の看看連携で継続・拡充していく．PICS の予防，PICS からの回復は，その結実といえる．

❯ 参考文献

1）厚生労働省通知 保医発 0305 第 2 号．平成 30 年 3 月 5 日．

2）Young DL, Seltzer J, Glover M, et al. Identifying barriers to nurse-facilitated patient mobility in the intensive care unit. Am J Crit Care. 2018; 27: 186-93.

3）Strøm T, Martinussen T, Toft P. A protocol of no sedation for critically ill patients receiving mechanical ventilation: a randomised trial. Lancet. 2010; 375: 475-80.

4）Jackson JC, Santoro MJ, Ely TM, et al. Improving patient care through the prism of psychology: application of Maslow's hierarchy to sedation, delirium, and early mobility in the intensive care unit. J Crit Care. 2014; 29: 438-44.

5）Davidson JE, Harvey MA, Schuller J. Post-intensive care syndrome: What it is and how to help prevent it. Am Nurse Today. 2013; 8: 32-8.

6）Elliott D, Davidson JE, Harvey MA, et al. Exploring the scope of post-intensive care syndrome therapy and care: engagement of non-critical care providers and survivors in a second stakeholders meeting. Crit Care Med. 2014; 42: 2518-26.

7）Davidson JE, Powers K, Hedayat KM, et al. Clinical practice guidelines for support of the family in the patient-centered intensive care unit: American College of Critical Care Medicine Task Force 2004-2005. Crit Care Med. 2007; 35: 605-22.

8）Azoulay E, Pochard F, Chevret S, et al. Impact of a family information leaflet on effectiveness of information provided to family members of intensive care unit patients: a multicenter, prospective, randomized, controlled trial. Am J Respir Crit Care Med. 2002; 165: 438-42.

9）Garrouste-Orgeas M, Périer A, Mouricou P, et al. Writing in and reading ICU diaries: qualitative study of families' experience in the ICU. PLoS One. 2014; 9: e110146.

10）Fuke R, Hifumi T, Kondo Y, et al. Early rehabilitation to prevent postintensive care syndrome in patients with critical illness: a systematic review and meta-analysis. BMJ Open. 2018; 8: e019998.

11）Bernhardt J, Churilov L, Ellery F, et al. Prespecified dose-response analysis for A Very Early Rehabilitation Trial (AVERT). Neurology. 2016; 86: 2138-45.

12）Cortés OL, DiCenso A, McKelvie R. Mobilization patterns of patients after an acute myocardial infarction: a pilot study. Clin Nurs Res. 2015; 24: 139-55.

13）Hopkins RO, Miller RR 3rd, Rodriguez L, et al. Physical therapy on the wards after early physical activity and mobility in the intensive care unit. Phys Ther. 2012; 92: 1518-23.

14）Kang J, Jeong Y. Embracing the new vulnerable self: A grounded theory approach on critical care survivors' post-intensive care syndrome. Intensive Crit Care Nurs. 2018; 49: 44-50.

15）Fumis RR, Ranzani OT, Martins PS, et al. Emotional disorders in pairs of patients and their family members during and after ICU stay. PLoS One. 2015; 10:

e0115332.

16）Jones C, Eddleston J, McCairn A, et al. Improving rehabilitation after critical illness through outpatient physiotherapy classes and essential amino acid supplement: A randomized controlled trial. J Crit Care. 2015; 30: 901-7.

17）Davidson JE. Facilitated sensemaking: a strategy and new middle-range theory to support families of intensive care unit patients. Crit Care Nurse. 2010; 30: 28-39.

18）Sister Callista Roy. ザ・ロイ適応看護モデル 第 2 版. 東京: 医学書院; 2010.

19）Virginia Avenel Henderson. 看護の基本となるもの 再新装版. 東京: 日本看護協会出版会; 2016.

〈河合佑亮〉

XI

看護ケア

Q35 ▶ 家族の面会制限を行うか？

A ▶
POINT

☑ 自由な面会は感染症発生率や医療者のバーンアウト率を上昇させることなく実施可能であり、家族の不安やうつをわずかながらも低減し、家族の満足度や患者ケアへの関与を向上させる可能性がある.

☑ 患者の安全（セキュリティ）やプライバシー保護などが担保されるのであれば、家族の面会制限を緩和すべきである.

成人 ICU における面会制限の実態

2017 年に改訂された米国集中治療医学会「新生児・小児・成人 ICU の患者家族中心のケアのためのガイドライン」[1] において、「家族の満足度を向上させるために、家族のニードに応じた自由な面会や柔軟な面会対応を実施し、医療者と家族との協力を強化できるように支援する（2D）」とされており、近年、面会制限の緩和が推進されている. 一方で自由な面会は、 表35-1 に示すように国によってさまざまであり、一般的ではない[2]. 本邦における 2011 年の調査[3] では、 表35-2 に示す通り、75.4％の ICU が面会時間の制限を、92.4％の ICU が面会者の制限を設けていた. この割合は、日本集中治療医学会の PICS 対策・生活の質改善検討委員会が実施した 2019 年調査[4] でも同様（面会時間制限 75.8％、面会者制限 81.5％）であり、本邦 ICU における自由な面会は、世界的に見てもあまり進んでいないことが推察される.

成人 ICU における自由な面会の有用性

自由な面会が推進されない理由として、①治療や処置のため、②感染防御のため、③患者安全の保持のため、④プライバシー保護のためなどがあげられており、これは国内外共通である[2,3]. 2017 年 8 月時点までに公表された研究にお

表35-1　海外 ICU における面会制限の実態

面会時間	面会時間を制限している ICU の割合は，スウェーデンでは30%と低値であるものの，アメリカで68%，フランスで77%，イギリスで80%と高値で，ベルギーやイタリアでは100%に近い値であった（イタリアの99%の ICU が1日当たり平均1時間の面会時間制限を設けていた）.
面会人数	ほとんどの ICU で，2名までの面会人数制限を設けていた．イタリアの17%の ICU では，患者に最も近い親族しか面会を許可されていなかった.
面会者の年齢	12歳以下の面会を制限している ICU の割合は，アメリカで91%，イタリアで78%であった．また，イタリアの69%，フランスの11%の ICU で，成人に満たない年齢の面会制限が設けられていた.

(Cappellini E, et al. Dimens Crit Care Nurs. 2014; 33: 181-93[2]) より作成)

表35-2　本邦 ICU における面会制限の実態（n＝395）

1回の面会時間	5分以内 1.5% 5〜10分 12.2% 10〜15分以内 20.5% 15〜20分以内 3.6% 20〜30分 13.9% 30〜60分 10.9% その他 12.8% 制限なし 23.8%
1日の面会回数	1回 3.5% 2回 17.2% 3回 15.2% 4回 2.0% その他 8.9% 制限なし 52.4%
1回の面会人数	1名 0.8% 2名 22.5% 3名 43.3% 4名 6.3% 5名 4.1% その他 4.6% 制限なし 17.2%
面会者	制限あり 92.4% 制限なし 7.3%

(百田武司, 他. 日本赤十字広島看護大学紀要. 2014; 14: 19-27[3]) より作成)

XI

看護ケア

表35-3　自由な面会の有用性を検証した大規模RCTの主な結果

		自由な面会群 ※1 (平均面会時間4.8時間/日)	対照群 (平均面会時間1.4時間/日)	p値
患者	せん妄発症率 (主要評価項目)	18.9%	20.1%	0.44
	感染症発生率	3.7%	4.5%	0.38
	ICU在室期間	5.0 (3.0〜8.0) 日 ※2	5.0 (3.0〜8.0) 日 ※2	0.99
	最初の7日間の非人工呼吸器装着日数	5.9 (2.2) 日 ※3	6.0 (2.1) 日 ※3	0.99
	院内死亡率	14.8%	14.4%	0.99
	身体抑制実施率	19.0%	18.4%	0.98
	デバイス計画外抜去率	7.8%	7.7%	0.89
家族	不安 (HADS) ※4	6.0 (3.0〜8.2) 点 ※2	7.0 (4.0〜11.0) 点 ※2	<0.001
	うつ (HADS) ※4	4.0 (2.0〜8.0) 点 ※2	5.0 (2.0〜9.0) 点 ※2	0.003
	満足度 (CCFNI) ※5	146.1 (18.8) ※3	132.6 (22.9) ※3	<0.001
	患者ケアへの関与についての自己認識 ※6	13.8 (7.1) ※3	8.4 (6.3) ※3	<0.001
医療者のバーンアウト		22.0%	24.8%	0.36

※1 自由な面会に加えて，家族は，ICUの環境や感染管理，多職種連携，緩和ケア，せん妄についての体系的なミーティングに最低1回は参加した.
※2 中央値（四分位範囲）
※3 平均値（標準偏差）
※4 HADS（hospital anxiety and depression scale）は点数が高いほど，症状が重度であることを示す.
※5 CCFNI（critical care family needs inventory）は点数が高いほど，満足度が高いことを示す.
※6 点数が高いほど，患者ケアに頻繁に関与していると認識していることを示す.

(Rosa RG, et al. JAMA. 2019; 322: 216-28[6]) より引用)

けるシステマティックレビューによると，自由な面会は，患者の不安軽減や家族の満足度向上と有意に関連し，感染症発生率とは有意な関連を認めなかった[5].しかしこれらの結果は，2つの小規模RCTと観察研究からの結果であり，エビデンス総体の確実性の高いものではなかった（そのため，上記ガイドラインの推奨が2Dにとどまっている）. そんな中で今般，ブラジルの36施設の成人ICU（患者1,685名，患者家族1,295名，医療者826名）を対象にした大規模クラスターRCT[6]が発表された. 主な結果を 表35-3 に示す.

表35-4	ブラジルの ICU における面会制限の実態（n＝162）
1回の面会時間	30分以内 7.4% 30〜60分 69.1% 60〜360分 19.1% 6〜12時間 1.8% 制限なし 2.6%
1日の面会回数	1回 32.1% 2回 45.1% 3回 16.0% 4回以上 6.8%
1回の面会人数	1名 21.9% 2名 67.5% 3名 6.2% 4名 4.4%
面会者の年齢	13歳以上 76.9% 17歳以上 10.6% 制限なし 12.5%

（Ramos FJ, et al. Rev Bras Ter Intensiva. 2014; 26: 339–46[7]）より作成）

本邦の成人 ICU における自由な面会の可能性

　各国において面会制限の実態が大きく異なる 表35-1 ように，自由な面会の有用性や実現可能性は，その国の文化や慣習，法律や医療制度などに影響されることが考えられる．例えば本邦では，入院患者への家族などの付き添いが法律（健康保険法等の一部を改正する法律：平成六年法律第五六号）で原則禁止されており，韓国や中国などの諸外国とは異なる．一方で，上述した大規模 RCT が実施されたブラジルでは，高齢患者への家族などの付き添いを許可する法律はあるものの，ICU では特段の法律上の規制はなく，各施設の ICU の方針に基づいて面会体制を整備するよう謳われている[7]．また，ブラジルの成人 ICU における面会制限の実態 表35-4 [7]は，日本の実態 表35-2 と比較して，やや面会時間は長く面会人数が少ないが，大きな差はない．以上により，本邦 ICU において，適切な情報提供のもと面会制限を緩和した場合，およそ 表35-3 と同方向の結果が得られる可能性がある．つまり，自由な面会は，感染症発生率や医療者のバーンアウト率を上昇させることなく実施可能であり，せん妄発症率や死亡率，ICU 在室期間などには影響はないものの，家族の不安やうつをわずかながらも低減し，家族の満足度や患者ケアへの関与を向上させる可能性がある．そのため，各施設の

ICU の構造などにもよるが，③患者安全（セキュリティ）と④プライバシー保護が担保されるのであれば自由な面会が推進されない理由は少なく，適切な情報提供のもと面会制限を緩和すべきと考える．

❯ **参考文献**

1）Davidson JE, Aslakson RA, Long AC, et al. Guidelines for family-centered care in the neonatal, pediatric, and adult ICU. Crit Care Med 2017; 45: 103-28.

2）Cappellini E, Bambi S, Lucchini A, et al. Open intensive care units: a global challenge for patients, relatives, and critical care teams. Dimens Crit Care Nurs. 2014; 33: 181-93.

3）百田武司，木村勇喜，中山　奨．日本の集中治療室における面会の実態調査（第1報）面会の機会拡大に向けての検討．日本赤十字広島看護大学紀要．2014; 14: 19-27.

4）一二三亨，河合佑亮，宇都宮明美，他．日本集中治療医学会 PICS 対策・生活の質改善検討委員会．本邦の診療現場における PICS の実態調査．日本集中治療医学会誌．2019; 26: 467-75.

5）Nassar Junior AP, Besen BAMP, Robinson CC, et al. Flexible versus restrictive visiting policies in ICUs: a systematic review and meta-analysis. Crit Care Med. 2018; 46: 1175-80.

6）Rosa RG, Falavigna M, da Silva DB, et al. Effect of flexible family visitation on delirium among patients in the intensive care unit: The ICU visits randomized clinical trial. JAMA. 2019; 322: 216-28.

7）Ramos FJ, Fumis RR, de Azevedo LC, et al. Intensive care unit visitation policies in Brazil: a multicenter survey. Rev Bras Ter Intensiva. 2014; 26: 339-46.

〈河合佑亮〉

Q 36

ICU における多職種とは？
各職種の役割と意義は？

A POINT

- ☑ 多職種連携によって，医療・生活の質の向上，医療従事者の負担軽減，患者安全の向上が期待される．

- ☑ 集中治療医，看護師，薬剤師，臨床工学技士，理学療法士・作業療法士など，それぞれの職種が ICU での治療に携わることは患者の転帰を改善させることが示唆されている．関係法令や医療制度，学会や職能団体からのステートメントなどに照らし，各職種が専門的な役割を発揮することが求められる．

- ☑ 多職種連携の真価を発揮するためには「専門職の自律」が大前提であり，多職種 1 人 1 人が専門性を高め，これをチーム医療を通して再統合していく過程が重要である．

XII

多職種連携

本邦における多職種連携（チーム医療）推進の背景

　本邦では，1973 年の老人医療費無料化や第 1 次医療法改正等に伴う病床数の爆発的増加，未曽有の少子高齢化社会の到来によって，社会保障制度の持続可能性が危惧されている．このような危機的状況に対して，厚生労働省は「急性期病床の高密度化」や「地域包括ケアシステムの実現」に向けて，「病床削減と医療機能分化」という医療制度改革を一貫して実施している．改革を推進するためには，医療・生活の質の向上，医療従事者の負担の軽減，患者安全の向上が重要であり，これらは多職種連携（チーム医療）によって実現可能と期待されている．多職種連携の推進のため，厚生労働省はチーム医療の推進に関する検討会（平成 21 年 8 月〜平成 22 年 3 月）を設置した．検討会報告書[1] で示された「チーム医療に関する基本的な考え方」を 表36-1 に示す．さらに厚生労働省医政局長は，この検討会報告書を踏まえて，関係法令に照らし，医師以外の職種が実施することができる業務の内容について通知を発出している[2]．さらに今般では，タ

表 36-1　チーム医療に関する基本的な考え方

- チーム医療とは「医療に従事する多種多様な医療スタッフが，各々の高い専門性を前提に，目的と情報を共有し，業務を分担しつつも互いに連携・補完し合い，患者の状況に的確に対応した医療を提供すること」と一般的に理解されている．
- 質が高く，安心・安全な医療を求める患者・家族の声が高まる一方で，医療の高度化・複雑化に伴う業務の増大により医療現場の疲弊が指摘されるなど，医療の在り方が根本的に問われる今日，「チーム医療」は，我が国の医療の在り方を変え得るキーワードとして注目を集めている．
- 各医療スタッフの知識・技術の高度化への取組や，ガイドライン・プロトコール等を活用した治療の標準化の浸透などが，チーム医療を進める上での基盤となる．
- 患者・家族とともにより質の高い医療を実現するためには，1 人 1 人の医療スタッフの専門性を高め，その専門性に委ねつつも，これをチーム医療を通して再統合していくことが必要である．
- チーム医療がもたらす具体的な効果としては，①疾病の早期発見・回復促進・重症化予防など医療・生活の質の向上，②医療の効率性の向上による医療従事者の負担の軽減，③医療の標準化・組織化を通じた医療安全の向上，等が期待される．
- 今後，チーム医療を推進するためには，①各医療スタッフの専門性の向上，②各医療スタッフの役割の拡大，③医療スタッフ間の連携・補完の推進，といった方向を基本として，関係者がそれぞれの立場で様々な取組を進めていく必要がある．
- チーム医療を進めた結果，一部の医療スタッフに負担が集中したり，安全性が損なわれたりすることのないよう注意が必要である．また，我が国の医療の在り方を変えていくためには，医療現場におけるチーム医療の推進のほか，医療機関間の役割分担・連携の推進，必要な医療スタッフの確保，等をあわせて重ねていくことが不可欠である．

（厚生労働省．「チーム医療の推進に関する検討会」報告書．平成 22 年 3 月 19 日．2010．https://www.mhlw.go.jp/shingi/2010/03/dl/s0319-9a.pdf（2019 年 10 月アクセス）[1] より作成，一部改変）

スクシフティング・タスクシェアリングなどの働き方改革に係る文脈の中，さまざまな検討会・審議会でチーム医療についての議論が加速しており，多職種連携の重要性は増すばかりである．

ICU における多職種連携

ICU は hospital in hospital と言われ，重症患者治療の最後の砦である．しかし，本邦における病床数は OECD 諸国に比べて大幅に多い（急性期病床数は欧米と比べて 2 倍以上多い [3]）一方で，ICU 病床数は人口 10 万人あたり 4 床で，欧米の 7〜24 床と比較して少ない [4]．非常に限られた ICU 病床数において最高密度の診療を提供するためには，病院で従事する全医療職種の総力の結集とともに，あらゆる医療機能区分において最も洗練された多職種連携が不可欠である．平成 26 年度診療報酬改定において特定集中治療室管理料 1 と 2 の施設基準とし

高度急性期と一般急性期を担う病床の機能分化③

質の高い集中治療の評価

➤より体制の充実した特定集中治療室(ICU)の評価を新設する.

(新) 特定集中治療室管理料 1
　　　　イ　7 日以内の期間　　　　　　　　13,650 点
　　　　ロ　8 日以上 14 日以内の期間　　　12,126 点

(新) 特定集中治療室管理料 2(広範囲熱傷特定集中治療管理料の場合)
　　　　(1)　7 日以内の期間　　　　　　　　13,650 点
　　　　(2)　8 日以上 60 日以内の期間　　　12,319 点

　　　　[施設基準]
　　　　①専任の医師が常時, 特定集中治療室内に勤務していること. 当該専任の医師に,
　　　　　特定集中治療の経験を 5 年以上有する医師を 2 名以上含む.
　　　　②特定集中治療室管理を行うにふさわしい専用の特定集中治療室を有しており,
　　　　　当該特定集中治療室の広さは 1 床当たり 20 ㎡以上である.
　　　　③専任の臨床工学技士が, 常時, 院内に勤務している.
　　　　④特定集中治療室用の重症度, 医療・看護必要度について, A 項目 3 点以上かつ
　　　　　B 項目 3 点以上である患者が 9 割以上であること.
　　　　※従前の特定集中治療室管理料 1, 2 については, 特定集中治療室管理料 3, 4 とする.
　　　　(ただし, 特定集中治療室用の重症度, 医療・看護必要度の規準は変更)

図 36-1　平成 26 年度診療報酬改定における特定集中治療室管理料の機能分化
(厚生労働省保険局医療課. 平成 26 年度診療報酬改定説明会(平成 26 年 3 月 5 日開催)
資　料. https://www.mhlw.go.jp/file/06-Seisakujouhou-12400000-
Hokenkyoku/0000039891.pdf(2019 年 10 月アクセス)より引用)

XII

多職種連携

て, 集中治療経験を 5 年以上有する医師と, 専任の臨床工学技士の配置が要件化された 図 36-1. また, 平成 30 年度診療報酬改定においては, 専門性の高い看護師※の配置とともに, 特定集中治療室管理料における早期離床・リハビリテーション加算において, 専任の理学療法士または作業療法士を含めたチームの設置が要件化された 図 36-2. このように診療報酬は, ICU における多職種連携を評価・後押しする方向に進んでいる. また, 日本集中治療医学会は, 医師以外の職種が正会員・評議員・理事になれるよう定款を変更し, 各職種の専門性を高めるための事業を展開するなど, 多職種連携を強力に推進している. 日本集中治療医学会のホームページ「市民のみなさまへ」[5] に記載された, ICU における各職種の役割を 表 36-2 にまとめる.

※専門性の高い看護師とは, 集中ケア認定看護師, 救急看護認定看護師, 新生児

平成 30 年度診療報酬改定　I-1. 医療機能や患者の状態に応じた入院医療の評価㊵　(4)その他

特定集中治療室管理科等の見直し①

ICU における多職種による早期離床・リハビリテーションの取組に係る評価

➤ 特定集中治療室における多職種による早期離床・リハビリテーションの取組に係る評価を新設する.

(新)　早期離床・リハビリテーション加算　　　500 点(1 日につき)

[算定要件]
① 特定集中治療室入室後早期から離床に向けた取組が行われた場合に, 14 日を限度として所定点数に加算する.
② 特定集中治療室に入室した患者に対し, 患者に関わる医師, 看護師, 理学療法士, 臨床工学技士等の多職種と早期離床・リハビリテーションに係るチームとによる総合的な離床の取組を行う.
　1) チームは, 当該患者の状況を把握・評価した上で, 当該患者の各種機能の維持, 改善又は再獲得に向けた具体的な支援方策について関係学会の指針等に基づき患者が入室する治療室の職員とともに計画を作成する.
　2) 当該患者を診療する医師, 看護師, 理学療法士, 作業療法士, 臨床工学技士等が, チームと連携し, 当該患者が ICU に入室後 48 時間以内に, 当該計画に基づく早期離床の取組を開始する.
　3) チームは, 当該計画に基づき行われた取組を定期的に評価する.

[施設基準]
① 特定集中治療室内に, 以下から構成される早期離床・リハビリテーションに係るチームを設置すること.
　1) 集中治療の経験を 5 年以上有する専任の医師.
　2) 集中治療に関する経験 5 年以上及び適切な研修を修了した専任の常勤看護師.
　3) 特定集中治療室等を届け出ている病院において 5 年以上の経験を有する専任の常勤理学療法士又は専任の常勤作業療法士.
② 特定集中治療室における早期離床・リハビリテーションに関するプロトコルを整備し, 定期的に見直すこと.
③ 心大血管疾患リハビリテーション料, 脳血管疾患等リハビリテーション料又は呼吸器リハビリテーション料に係る届出を行っている保険医療機関であること.

専門性の高い看護師の配置の要件化

➤ 特定集中治療室管理料 1 及び 2 の施設基準に, 専門性の高い看護師の配置の要件を設ける.

[特定集中治療室 1, 2 の施設基準]
　集中治療を必要とする患者の看護に従事した経験を 5 年以上有し, 集中治療を必要とする患者の看護に係る適切な研修を修了した専任の常勤看護師を当該治療室内に週 20 時間以上配置すること.

[経過措置]
平成 30 年 3 月 31 日において, 現に特定集中治療室管理料 1 又は 2 に係る届出を行っている保険医療機関については,
① 平成 31 年 3 月 31 日までの間に限り, 当該規定を満たしているものとする.
② 平成 32 年 3 月 31 日までの間は, 特定集中治療室等において 6 年以上の勤務経験を有する看護師が配置されていれば, 当該規定を満たしているものとする.

図 36-2　**平成 30 年度診療報酬改定における特定集中治療室管理料の機能分化**
(厚生労働省保険局医療課. 平成 30 年度診療報酬改定説明会（平成 30 年 3 月 5 日開催）資　料. https://www.mhlw.go.jp/file/06-Seisakujouhou-12400000-Hokenkyoku/0000198532.pdf（2019 年 10 月アクセス）より引用)

表 36-2	日本集中治療医学会のホームページ「市民のみなさまへ」

看護師よりみなさまへ「集中治療看護の特徴について」

患者さんの側にいる看護師は，患者さんの少しの身体的変化に注意して対応します．定期的に評価する多くの観察事項から，何が起こっているかを考え，医師と連動して対処するようにしています．例えば昏睡状態に見えるような患者さんであっても，少しの表情などの変化から，苦痛や不安を感じ取り，苦痛や不安が和らぐように対処します．このように，集中治療看護は，重篤な状態における患者さんにおいても，患者さんやご家族が望む治療を支えています．（中略）．集中治療で働く看護師は，「病気」を看るだけではなく，病気になられた「人」を看ることを大切にしています．看護師が，皆さんのパートナーとしての役割を果たし，患者さんのご自身らしさを維持できるように集中治療領域におきましても尽力させていただいています．

薬剤師よりみなさまへ

ICU の患者さんは病状が短時間で変動することもあり，これまで投与できていた薬の種類や投与量を細かく調節しなければいけない場合も多いです．また，多くの薬を内服だけではなく注射としても使用するため，投与路を工夫したり，薬の不適切な組み合わせを防ぐことにも対応します．薬剤師は，ICU 医療チームの中で連携して，患者さんの病状，薬の効果や副作用を確認しながら，薬に関する的確な情報を提供したり，さらに血液中の薬の濃度を評価するなどして，適切な薬の種類，投与量，投与経路を提案しています．ICU は，薬剤師が薬のスペシャリストとして力を発揮することが期待される重要な部署の 1 つです．

臨床工学技士よりみなさまへ「集中治療における技術連携の特徴について」

臨床工学技士とは，病院で働く医療技術者であり，現在の医療に不可欠な医療機器のスペシャリストです．肺の機能が低下した患者さんなどに使用する人工呼吸器，心臓や肺の機能を補助する体外循環装置，また体内に貯まった老廃物などの排泄を補助する人工透析装置などの，組み立て，操作，そして安全管理などを担当しています．（中略）．多くの医療機器が，集中治療室では使用されています．このような生命維持管理装置などの操作には，高い専門知識と適切な管理技術が要求されます．このため，臨床工学技士の集中治療室における必要性が高まっているのです．

（日本集中治療医学会ホームページ．市民のみなさまへ [5] http://www.jsicm.org/public/（2019年10月アクセス）より引用，一部改変）

集中ケア認定看護師，小児救急看護認定看護師，急性・重症患者看護専門看護師などの 600 時間以上の研修を修了した看護師（平成 30 年度診療報酬改定時点）．

ICU における集中治療医の役割と意義

医師法の第十七条に「医師でなければ，医業をなしてはならない」とあるように，日本医師会は，チーム医療においては医師による「メディカルコントロール（医療統括）」が必要である [6] としており，医師にはチーム医療のコントロールタワーとしての役割が期待される．特に集中治療医は，侵襲学をはじめ，心血

XII
多職種連携

管・呼吸・神経・腎・内分泌・消化器・感染・栄養などの単一臓器・領域にとどまらない診断・管理や，人工呼吸器・血液浄化・ECMO などの医療技術の適切な管理に資する幅広い知識・技術が必要とされる [7]．さらに，刻々と変化する患者の病態に応じて，その瞬間に提供し得る最善の診療を多職種と連携して実践するために，集中治療医にはオーケストラの指揮者のような役割も求められる．ICU への集中治療医の配置は，ICU 死亡率や在院死亡率の低下に寄与する可能性が示唆されている [8]．また本邦においては，ICU の専任・専従医が，入退室の決定や人工呼吸器の設定と離脱の決定を行うことは，ICU 在室期間を短縮し，患者転帰を改善させると報告されている [9]．

ICU における看護師の役割と意義

保健師助産師看護師法の第五条において，看護師は「傷病者若しくはじょく婦に対する療養上の世話又は診療の補助を行うことを業とする」とされている．「療養上の世話」と「診療の補助」は看護師の業務独占であり，ICU における看護師は，集中治療医学の知識と生活の視点を融合した支援を自分で考えて判断し，患者個々のニードに応じたケアを 24 時間継続して提供していく役割が求められる（「診療の補助」については医師に報告・相談し，改めて指示を受ける）．また，ABCDEFGH バンドルの実践や，患者や家族とのコミュニケーションや意思決定支援，終末期ケアなどにおいても中心的な役割が期待されている [10]．診療報酬における特定集中治療室管理料の施設基準として「患者 2 名又はその端数を増すごとに常時 1 名の看護師の配置」が規定されているように，ICU における看護師は，最も患者のそばでケアができる職種である（看護ケアに関しては，前項「XI. 看護ケア」を参照されたい）．75 ヵ国 1,265 施設の ICU を対象にした大規模観察研究によると，ICU への手厚い看護師配置は，在院死亡率低減の独立因子であることが示唆されている [11]．また本邦においては，ICU への集中ケア認定看護師の配置は患者転帰を改善させることが報告されている [9]．さらに，2019 年度に厚生労働省が実施した全国調査では，ICU への専門性の高い看護師の配置は「患者ケアの向上」「患者アウトカムの向上」，そして「チーム医療の推進」に寄与することが報告されている [12]．

ICU における薬剤師の役割と意義

　医薬分業率が7割を超える中，今般，病院薬剤師のチーム医療への参加や評価充実が求められている．平成24年度診療報酬改定において，薬剤師が病棟で行う薬物療法の有効性，安全性の向上，勤務医などの負担軽減などに資する業務が評価され，病棟薬剤業務実施加算が新設された．さらに，平成28年度診療報酬改定では，高度急性期医療を担う治療室においてチーム医療を推進する観点から，薬剤関連業務を実施するために特定集中治療室などに薬剤師を配置している場合を評価する病棟薬剤業務実施加算2が新設された．厚生労働省医政局長通知[2]では，薬剤師の実施可能な業務範囲として，薬剤選択・投与量・投与方法・投与期間などの提案，患者への薬学的管理（患者の副作用の状況の把握と服薬指導など），薬物の血中濃度や副作用のモニタリング，注射剤の調製（ミキシング）などが示されている．集中治療の知識を修得した薬剤師がICUでのチーム医療に参加することは，死亡率やICU在室期間，薬剤による有害事象発生率の低減に寄与することが示唆されている[13]．

ICU における臨床工学技士の役割と意義

　臨床工学技士法の第二条第二項において，臨床工学技士は「医師の指示の下に，生命維持管理装置の操作及び保守点検を行うことを業とする」とされている．ICUでは，手術室や血液浄化センター（透析室）などと並び，生命維持管理装置を多く使用するため，臨床工学技士の役割が大きい．また，厚生労働省医政局長通知[2]では，上記の「生命維持管理装置の操作」に含まれる業務として，人工呼吸器装着患者の喀痰吸引および動脈留置カテーテルからの採血が実施可能（養成機関や医療機関などにおいて必要な教育・研修等を受けた者が実施する）と示されている．日本臨床工学技士会は，集中治療室における臨床工学技士業務の在り方について次のように提言している[14]．①集中治療チームの一員として治療の質の向上と安全確保を推進する．②PCPS・ECMO，血液浄化療法，人工呼吸療法などの生命維持管理装置を医師の指示の下に常時迅速に導入し，適切に治療の管理を行う．③ICUにおける医療機器安全管理を推進する．本邦において，臨床工学技士のICUへの配置は患者転帰を改善させることが報告されている[9]．

ICU における理学療法士・作業療法士の役割と意義

　理学療法士および作業療法士法の第二条第三項において，理学療法士は「医師の指示の下に，理学療法を行なうことを業とする」とされ，同条第一項において，理学療法は「身体に障害のある者に対し，主としてその基本的動作能力の回復を図るため，治療体操その他の運動を行なわせ，及び電気刺激，マッサージ，温熱その他の物理的手段を加えること」とされている．また，同条第四項において，作業療法士は「医師の指示の下に，作業療法を行なうことを業とする」とされ，同条第二項において，作業療法は「身体又は精神に障害のある者に対し，主としてその応用的動作能力又は社会的適応能力の回復を図るため，手芸，工作その他の作業を行なわせること」とされている．厚生労働省医政局長通知[2]は，移動・食事・排泄・入浴などの日常生活活動に関する ADL 訓練などは「作業療法」に含むことを示している．さらに，理学療法士が体位排痰法を実施する際や作業療法士が食事訓練を実施する際には，喀痰などの吸引が実施可能（養成機関や医療機関などにおいて必要な教育・研修などを受けた者が実施する）としている．近年，ICU-acquired weakness などに起因した機能障害により，ICU に長期間在室した多くの生存者が社会復帰できない現状が問題視されており，ICU における理学療法士や作業療法士の役割が増している．日本集中治療医学会早期リハビリテーション検討委員会のエキスパートコンセンサス[15]は，ICU での早期リハにおける理学療法士の役割について，①身体機能改善に向けた運動療法や早期離床ならびに合併症の予防，②具体的な運動プログラムの立案と実施の調整，③患者のアセスメント，④運動時のモニタリング，⑤効果のフィードバックと示している．また，作業療法士の役割について，①身体および精神機能障害を評価する，②入室患者の日常生活の介助量を軽減し回復を促す，③退院後の日常生活機能を早期より予測し日常生活回復を支援するとしている．理学療法士と作業療法士を含む多職種チームによる介入は，ICU 患者の退院時の機能的自立度を高め，人工呼吸器装着期間やせん妄期間を短縮させると報告されている[16]．

専門職の自律　〜多職種の有機的な連携のために〜

　法律や医療制度，各職能団体や学会からのステートメントなどを引用しながら，ICU における多職種連携と，それぞれの職種の役割と意義について概説し

た．このうち，特に現行の診療報酬はストラクチャー評価が主であり，多職種が ICU にいるだけといった形骸化した多職種連携とならないよう留意が必要である．多職種連携の真価を発揮するためには，「専門職の自律」が大前提であり，表 36-1 に示されている通り，多職種 1 人 1 人が専門性を高め，これをチーム医療を通して再統合していく過程が重要である．

❯ **参考文献**
 1) 厚生労働省.「チーム医療の推進に関する検討会」報告書．平成 22 年 3 月 19 日．2010. https://www.mhlw.go.jp/shingi/2010/03/dl/s0319-9a.pdf（2019 年 10 月アクセス）
 2) 厚生労働省医政局長通知（医政発 0430 第 1 号）．医療スタッフの協働・連携によるチーム医療の推進について．平成 22 年 4 月 30 日．2010.
 3) 前田由美子．医療関連データの国際比較— OECD Health Statistics 2019 —．2019 年 9 月 18 日．日本医師会総合政策研究機構リサーチ・エッセイ No.77. http://www.jmari.med.or.jp/research/essay/index-0.html（2019 年 10 月アクセス）
 4) Shime N. Clinical and investigative critical care medicine in Japan. Intensive Care Med. 2016; 42: 453-5.
 5) 日本集中治療医学会ホームページ．市民のみなさまへ．https://www.jsicm.org/public/（2019 年 10 月アクセス）
 6) 厚生労働省．医師の働き方改革を進めるためのタスク・シフティングに関するヒアリング（第 1 回）．2019 年 6 月 17 日．公益社団法人日本医師会資料．https://www.mhlw.go.jp/content/10803000/000518059.pdf（2019 年 10 月アクセス）
 7) Gutsche JT, Kohl BA. Who should care for intensive care unit patients? Crit Care Med. 2007; 35 (2 Suppl): S18-23.
 8) Wilcox ME, Chong CA, Niven DJ, et al. Do intensivist staffing patterns influence hospital mortality following ICU admission? A systematic review and meta-analyses. Crit Care Med. 2013; 41: 2253-74.
 9) 日本集中治療医学会 ICU 機能評価委員会，平成 20 年度厚生労働科学研究班．ICU の人員配置と運営方針が予後に与える影響について．日集中医誌．2011; 18: 283-94.
10) Donovan AL, Aldrich JM, Gross AK, et al. Interprofessional care and teamwork in the ICU. Crit Care Med. 2018; 46: 980-90.
11) Sakr Y, Moreira CL, Rhodes A, et al. The impact of hospital and ICU organizational factors on outcome in critically ill patients: results from the extended prevalence of infection in intensive care study. Crit Care Med. 2015; 43: 519-26.
12) 厚生労働省．2019 年度第 8 回入院医療等の調査・評価分科会資料 入— 1. 令和元年 9 月 26 日．2019.

XII

多職種連携

13）Lee H, Ryu K, Sohn Y, et al. Impact on patient outcomes of pharmacist participation in multidisciplinary critical care teams: a systematic review and meta-analysis. Crit Care Med. 2019; 47: 1243-50.

14）日本臨床工学技士会．集中治療室における臨床工学技士業務に関する提言．2015年3月10日．http://www.ja-ces.or.jp/ce/wp-content/uploads/2015/03/c14605eb875ba5d0a064e48e6fd568c8.pdf（2019 年 10 月アクセス）

15）日本集中治療医学会早期リハビリテーション検討委員会．集中治療における早期リハビリテーション 〜根拠に基づくエキスパートコンセンサス〜．日集中医誌．2017; 24: 255-303.

16）Schweickert WD, Pohlman MC, Pohlman AS, et al. Early physical and occupational therapy in mechanically ventilated, critically ill patients: a randomised controlled trial. Lancet. 2009; 373: 1874-82.

〈河合佑亮〉

JCOPY 498-16620

Q 37

PICS を予防するために，
どのように多職種で
連携をとるべきか？その秘策は？

POINT

☑ 限られた人員・資源の中であっても，まずはコアチームを
作り，行動することが求められる．

☑ コアチームを中心とした PDCA サイクルにおいて，多職
種が主体的に参加できるよう輪を広げることが重要であ
り，Quality Improvement（QI）モデルが活用できる．

多職種連携のプロセス

図 37-1 に示すように，Johns Hopkins Quality and Safety Research Group は
多職種連携による医療の質改善に向けた戦略として，Quality Improvement（QI）
モデル[1] を報告している．本稿では，筆者施設での鎮静管理や早期離床・リハ
ビリテーションの取り組みについて，QI モデルを活用した多職種連携を紹介す
る．

エビデンスの要約と実践の障壁となる問題の特定

最初の取り組みとして，各職種から数名ずつメンバーを集め，多職種連携の中
心を担う小規模な多職種コアチームを結成した．チーム成員の唯一の条件は「当
該テーマに対してやる気のある人」であった（最初の時点であっても，そのよう
なスタッフが各職種に 2 割程度は存在すると予測される）．多職種コアチームは
定期的（2 週間ごと）にミーティングを開催し，文献レビューや勉強会などを重
ね，知識と実践力を向上させた 図 37-2 ．また，ICU に従事する多職種スタッフ
を対象とした質問紙調査やヒアリングを実施し，現状と課題，目標について議論
した．

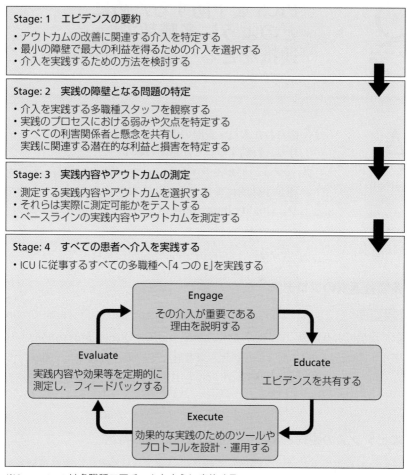

Stage: 1　エビデンスの要約
- アウトカムの改善に関連する介入を特定する
- 最小の障壁で最大の利益を得るための介入を選択する
- 介入を実践するための方法を検討する

Stage: 2　実践の障壁となる問題の特定
- 介入を実践する多職種スタッフを観察する
- 実践のプロセスにおける弱みや欠点を特定する
- すべての利害関係者と懸念を共有し，
  実践に関連する潜在的な利益と損害を特定する

Stage: 3　実践内容やアウトカムの測定
- 測定する実践内容やアウトカムを選択する
- それらは実際に測定可能かをテストする
- ベースラインの実践内容やアウトカムを測定する

Stage: 4　すべての患者へ介入を実践する
- ICU に従事するすべての多職種へ「4 つの E」を実践する

Engage
その介入が重要である
理由を説明する

Educate
エビデンスを共有する

Execute
効果的な実践のためのツールや
プロトコルを設計・運用する

Evaluate
実践内容や効果等を定期的に
測定し，フィードバックする

※Stage: 1〜3 は多職種コアチームを中心に実施する.
　Stage: 4 は ICU に従事するすべての多職種が実施する.

図 37-1　Quality Improvement（QI）モデルによる多職種連携のプロセス
（Pronovost PJ, et al. BMJ. 2008; 337: a1714[1]) より引用，一部改変）

実践内容やアウトカムの測定

　多職種コアチームを中心に実践内容やアウトカムを収集するためのデータベースを新たに構築した. 測定するデータについては，人工呼吸器装着期間や PICS に関する主要なアウトカムだけでなく，人工呼吸器装着患者の鎮静薬使用量や日

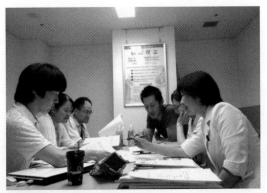

図 37-2　多職種コアチームのミーティング

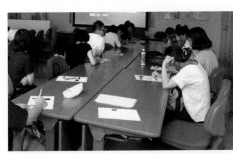
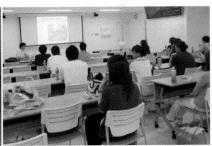

図 37-3　多職種間または職種内での勉強会

中の鎮静深度，早期離床・リハビリテーションの実施状況など，多職種連携の介入によって早期かつ確実に改善が見込まれるデータを選定することが重要である（後述する 4Es における Evaluate に繋げることができる）．これらのデータが収集可能であるかを確認するために，数週間から数ヵ月程度のテスト期間を設けて多職種スタッフ全員での測定を開始し，データの収集率や一致率などを多職種コアチームがモニタリングした．収集した実践内容やアウトカムのデータは多職種コアチームによって情報化し，ミーティングで検討した現状と問題，および目標と改善策などとともに，すべての多職種スタッフと共有した．

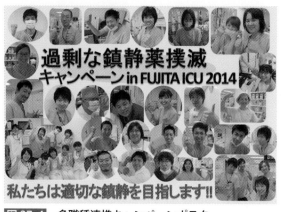

図 37-4　多職種連携キャンペーンポスター

4Es（Engage, Educate, Execute, Evaluate）による多職種連携の推進

Engage および Educate として，多職種間または職種内での勉強会を定期的に開催し，過剰な鎮静薬を低減することの重要性や早期離床・リハビリテーションの意義・方法などに関する啓発と教育をすべての多職種スタッフへ実施した 図 37-3．また，多職種スタッフの顔写真と目標をレイアウトしたキャンペーンポスターを ICU 内に掲示することで，鎮静管理と早期離床・リハビリテーションに取り組む目的と意思をすべての多職種スタッフが共有できるようにした 図 37-4．

Execute として，Behavioral Pain Scale（BPS）を用いた痛みの評価と介入，Richmond Agitation-Sedation Scale（RASS）を用いた鎮静深度の評価と介入をルーティンに実施できるようなプロトコルを作成した．また，早期離床・リハビリテーションプロトコルを作成した 図 37-5．作成したプロトコルには，多職種コアチームで検討したエビデンスベースの案と，それぞれの多職種スタッフの案（職種間の共有メモ欄の作成など）が盛り込まれている．多職種コアチームが率先してプロトコルを活用して実践することで，十分な鎮痛があれば鎮静を浅くでき，早期離床・リハビリテーションを推進できるということをすべての多職種スタッフがベッドサイドで実感できるように取り組んだ．

Evaluate として，多職種連携による 1 つひとつの成果を可視化し，さまざま

ICU 早期離床・リハビリテーションプロトコル

適応：ICU 在室期間が 48 時間以上と予測される患者

下記①と②を満たす場合は STEP 進行を考慮する
①STEP を進めないための基準に該当しない②RASS：−2〜＋1

ID

氏名

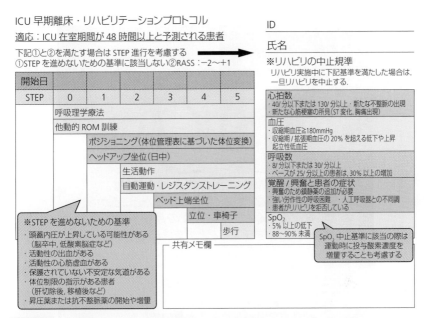

図 37-5　多職種で作成した早期離床・リハビリテーションプロトコル

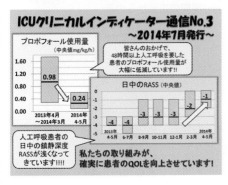

図 37-6　多職種連携の成果の可視化（ポスターによる共有）

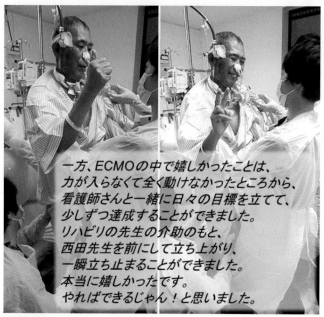

図 37-7　多職種で共有する好事例や実際の患者からの声
（河合佑亮，他．Awake ECMO. In: 早期リハビリテーションの実践─
予後改善のためのアプローチ．東京: メジカルビュー社; 2018. p.176-
95[2]) より引用）

な手段ですべての多職種スタッフへフィードバックした 図 37-6．フィードバッ
クの方法としては，ポスターの掲示，学会での発表，勉強会やベッドサイドでの
指導，日常的な会話などがある．また，数値化できる成果だけではなく，好事例
や実際の患者からの声 図 37-7 などをフィードバックするなど，すべての多職種
スタッフが自らの成果を理解し，共有できるように取り組んだ．このような
Evaluate を実践することで，患者の回復を促進するための取り組みに自分自身
が参加しているということをすべての多職種スタッフが実感できることが重要で
ある．

多職種連携の醸成のために

　QI モデルを活用した多職種連携のプロセスについて概説した．多職種連携の
ために重要なことは，限られた人員・資源の中であっても，まずは誰かがコア

表 37-1 多職種連携での介入前後における ICU スタッフの知識・態度の変化
（質問紙調査）

	介入前（n=44）	介入後（n=41）
「人工呼吸器装着患者には常に身体的な痛みがあると思う」と回答したスタッフ	34 名（77.3%）	40 名（97.6%）
「日中の適切な鎮静深度はRASS: 0〜−2 であると思う」と回答したスタッフ	30 名（68.2%）	39 名（95.1%）
現在の鎮静管理に関する意見（自由記述回答）	・正しい鎮静について知識が少なくてわからない ・鎮静が必要でないときにも鎮静を行っている気がする ・いったん鎮静すると鎮静深度の評価が行われていない	・患者の状態に合った鎮静深度であることが多いと感じる ・RASS や ICDSC を用いて継時的に経過がわかり，鎮静管理に積極的に関与することができるようになった ・今の鎮静深度の良し悪しについて，自分でわかるようになった

チームを作り，行動することである．そして，目的，現状と目標，目標を達成するための方法と実践，成果や課題を共有し，多職種が主体的に参加できるよう輪を広げることである 表 37-1 ．この PDCA サイクルにおいて，多職種 1 人 1 人が専門性を高め，これをチーム医療を通して再統合していく過程が，多職種連携を醸成し，医療・生活の質の向上，医療従事者の負担軽減，患者安全の向上に寄与するものと考える．

XII

多職種連携

❯ **参考文献**

1）Pronovost PJ, Berenholtz SM, Needham DM. Translating evidence into practice: a model for large scale knowledge translation. BMJ. 2008; 337: a1714.
2）河合佑亮，中村智之，西田　修. Awake ECMO. In：西田　修，監，飯田有輝，編. 早期リハビリテーションの実践―予後改善のためのアプローチ．東京：メジカルビュー社；2018. p.176-95.

〈河合佑亮〉

Q 38 ▶ PICS 外来とは何か？

A POINT ▶

☑ PICS 外来は集中治療後の患者を対象として PICS を中心に診察する外来である．

☑ 日本ではまだ一部の施設で PICS 外来がスタートしたばかりであり，今後の業績の蓄積が待たれる．

PICS 外来は集中治療後の患者を診察し PICS を診る外来

PICS 外来とはその名の通り PICS を専門に扱う外来のことであり，ICU で集中治療を受けた患者を対象に，退院後に（治療対象となった主たる疾患の診察とは別に）PICS 関連の診察を目的に運営される外来である．PICS クリニックや ICU-follow up 外来などさまざまな名称で運営されるが，ここでは目的や内容が共通するものは PICS 外来として議論する．これまで PICS を診療の主目的に添える外来が運営されることはほとんどなかったが，昨今の PICS の認知の普及と対策にあたり PICS 外来の導入は全世界的に増えてきている．患者は治療後に主たる疾患そのものよりも PICS に関する悩みの方が大きいことがしばしばみられ，そのような主訴に向き合うのは集中治療スタッフの役割と考えられる．

PICS 外来の歴史

Postintensive care syndrome（PICS）という概念が提唱されたのは 2010 年であるが [1]，PICS 外来そのものは 1990 年代から開始されていた形跡がみられる．（集中治療医など個人レベルで外来診察していたものを含めればいくらでもあるであろうが，組織として運営されたものの中では）「Intensive after Care after Intensive Care」という名称の下にイギリスで行われたものが最も古い PICS 外来と言われている [2]．その後ヨーロッパを中心に広がり，2010 年の PICS 提唱とともにアメリカでも PICS クリニックが開始され，今なお世界で広がりを見せて

いる.

世界の PICS 外来

　前述のような歴史的背景から，ヨーロッパではすでに PICS 外来に相当する外来が多く運営されている．国によって地域によって医療事情が異なるため PICS 外来の形態もさまざまであるが，アンケート調査報告などを通して各国の PICS 外来の運営状況を伺い知ることができる．共通して言えることとして，①全ての ICU に PICS 外来が配置されているわけではなく，調査対象の 30〜50% 程度に配置されている程度，②看護師主導の外来が多く医師が全く関わらないものもある，③外来にて SF-36 や HADS などさまざまな PICS の評価を行っていることがあげられる [3〜5]．看護師による診療の範疇など国によって形態は大きく異なるはずで，施設ごとにニーズに見合った PICS 外来を運営すればよいと思われるが，②③は次項にて鍵ともなる重要な内容でもあり，海外の PICS 外来の実際から学ぶべきことは多い．

本邦の PICS 外来

　本邦における PICS 外来の運営はスタートしたばかりである．医師個人の外来 follow や疾患を限定しての follow up こそなされている施設もあるが，PICS 外来として大々的に運営している施設は未だ少ない．日立総合病院は日本集中治療医学会 PICS 検討委員会の活動の 1 つとして，病院規模で PICS 外来を立ち上げ運営を行っているため，以降（Q39, 40）の PICS 外来のセッションでは当院での PICS 外来運営を参考として概説する．

XIII

PICS外来・フォローアップ

❷　参考文献

1）Needham DM, Davidson J, Cohen H, et al. Improving long-term outcomes after discharge from intensive care unit: report from a stakeholders' conference. Crit Care Med. 2012; 40: 502-9.
2）Stollings JL, Caylor MM. Postintensive care syndrome and the role of a follow-up clinic. Am J Health Syst Pharm. 2015; 72: 1315-23.
3）Griffiths JA, Barber VS, Cuthbertson BH, et al. A national survey of intensive care follow-up clinics. Anaesthesia. 2006; 61: 950-5.
4）Van Der Schaaf M, Bakhshi-Raiez F, Van Der Steen M, et al. Recommendations for intensive care follow-up clinics; report from a survey and conference of Dutch

intensive cares. Minerva Anestesiol. 2015; 81: 135-44.

5）Kjer CKW, Estrup S, Poulsen LM, et al. Follow-up after intensive care treatment: a questionnaire survey of intensive care aftercare in Denmark. Acta Anaesthesiol Scand. 2017; 61: 925-34.

〈中村謙介〉

Q 39

**PICS 外来立ち上げの
プロセスは？**

A
POINT

- ☑ PICS 外来は看護師を中心に多職種連携で臨む.
- ☑ ICU だけでなく一般病棟を含めた全てのスタッフの教育が大事である.
- ☑ 病院をあげたシステム作りを行う.

1. PICS 外来の 5W1H, 中でも Who だれが行うか？
→多職種連携の重要性

5W1H「いつ（When）, どこで（Where）, だれが（Who）, なにを（What）, なぜ（Why）, どのように（How）」を整理するのは何をするにしても重要であるが, とりわけ PICS 外来に関してはこの中の Who だれが行うかが重要である. すなわち医師なのか看護師なのかあるいは他の職種なのか, また何科が行うのか ICU 外の他の病院やクリニックで行うのか, である. 地域に応じて状況は大きく異なるため 1 つの正解はないが, まちがいなく言えるのは 1 つの職種のみで運営するのではなく多職種連携して共同で運営するべきことである. 以降で解説する評価や指導は医師だけでは不可能である. PICS はメンタル, 認知, 身体と症状が幅広く, 家族のケアまで含めれば多職種の連携は必須と言える.

その上で, 海外では看護師主導の PICS 外来が主流であることは特筆に値するだろう [1-3]. この理由には看護師の勤務形態が PICS 外来運営への尽力に適していることもあげられるが, 患者の PICS と向き合い対策, 指導していくことに看護師が長けていることが大きいと考えられる. 日本でも（医師の管轄下に）看護師主導で運営される外来は存在するが, PICS 外来として看護師主導しているものは筆者の知る限りで存在しない. 少なくとも看護師とともに運営するのは必須であり, また今後の PICS 外来の形として日本でも看護師が運営する PICS 外来の形を作っていくことは必要なのかもしれない.

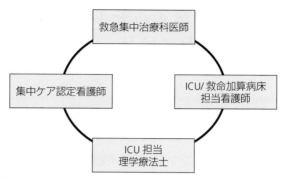

図 39-1 **PICS 外来における連携（日立総合病院の例）**

　医師に関してはもちろん集中治療に携わる科が PICS 外来に関わるべきであり
フィードバックにもつながる．日本では集中治療（専属）科，救急科，麻酔科な
どの科が ICU 運営を行っていることが多いと思われるが，この中で PICS 外来運
営に最も適している診療形態は救急科（特に日中の 1 次救急も含めて対応する
救急科）である．何故なら職場として救急外来という外来をすでに運営している
ため，新たな外来を立ち上げたりそこに人手を新たに割いたりする必要が最小限
ですむからである．総合診療科や総合内科運営もしている場合にはなお親和性が
高い．またそれ以外の科でも，PICS 外来は月 1 回や週 1 回でも実行が可能であ
る（逆に毎日は不要）ため立ち上げは十分に可能であり，後述する意義が大きい
ため運営を勧めるものである．

　最後に，理学療法士 PT を中心としたリハビリ科と連携すべきことを添える．
PICS の評価と対策に身体機能面を切り離すことはできず，その分野に関しては
PT の協力なくしては成り立たない．これらの業種を最低限として，病院の実情
に合わせてより多くの連携を図り PICS 外来を運営するとよい．日立総合病院に
おける連携を例として **図 39-1** に示す．当院では救急集中治療科医師が主体とな
り，集中ケア認定看護師の全面協力の下，ICU 看護師とリハビリ科が連携して
PICS 外来運営をしている．可能であれば管理栄養士や薬剤師，ソーシャルワー
カーなども絡むことでより高度なサービスが提供できる可能性がある．

　「Who だれが」が決まることで自ずと PICS 外来の 5W1H は定まる（特に
「Where どこで」など）が，唯一「When いつ」に関しては議論の余地がある．

つまり退院数週間後にするか 3 カ月後にするか 1 年後にするか？　である．長期的な予後評価が必要である反面受診の可能性が少なくなることも考えられ，地域性もあるためどのくらいの時期に follow up するかは病院ごとに様子を見ながら調整する必要があると思われる．

2.　まずは病院スタッフの教育 〜ICU から一般病床まで〜

　さて PICS 外来の運営方針が 1 のように決まったら，次にすべきは一般病棟まで含めた病院スタッフ教育である．読者もご存知のように ICU 退室後は一旦一般病床を経由して退院するのが一般的であり，退院後に患者を PICS 外来につなげるためには一般病床の PICS への理解が必要不可欠である．患者と患者家族への PICS の説明と PICS 外来の案内配布 / ポスター掲示は一般病棟でもすべきであるため，ICU 退室後の患者を診療する一般病棟のスタッフの協力が必要である．集中治療学会のアンケート調査でも本邦における PICS の認知は今ひとつであり，ICU 外ではなおのことである．他方，PICS は ICU 後だけの問題ではなく，高齢者を中心に救急医療全般で一般床でも生じ post-acute care syndrome として議論すべきことが提案されている [4] ように，当院の一般病床でも平時痛感されている問題のため受け入れは非常によかった．準備として院内で教育講演をしたり病棟ごとにレクチャーをしたりするとよい．

3.　病院をあげたシステム作り

　最終的に ICU 退室後の全ての患者に PICS 外来受診の機会が与えられるためには病院のシステムが必要である．つまり患者が退院する時点（すでに ICU 管轄を離れている）で PICS 外来のアナウンスと予約が必要であり，それに伴い PICS の説明も必要である．PICS の説明と PICS 外来のアナウンスは 2 のスタッフ教育により達成できても，最終的に外来にまでつながるシステムは病院として行う必要がある．具体的な方法に関しては病院ごとに異なると思われるが，日立総合病院の例をあげると，

①病院内各所および病院ホームページに PICS 外来開設の掲示
②ICU 退室時に PICS 一般の書面情報を患者の PICS 情報の引き継ぎを行い一般病床につなげる

③患者退院時に PICS 外来の予約が必ず入るシステムを立ち上げる

④ PICS 外来に関して他の全ての診療科の理解を得る

　ことを準備として行った．集中治療は多くの診療科にまたがり提供されるものであるため，診療各科の理解も必要であり病院としての下準備が必要となる．ここまでの準備が決して無駄にはならず大きな意義を持つことを次稿にて解説する．

　また特定の個人による尽力では外来運営の永続性に問題が生じやすいため，やはり科をあげて病院をあげて PICS 外来を運営するべきである．日立総合病院では救急集中治療科が PICS 外来を主で運営し，科の全ての医師が PICS 外来を受け持ち，その日に救急外来診療担当となる医師が PICS 外来を兼ねて診療するようにシステムを構築した．本邦では PICS 外来専属スタッフというのを置くことは難しいため，このような形でシステムを立ち上げることが重要と考えている．

❯　**参考文献**

1) Griffiths JA, Barber VS, Cuthbertson BH, et al. A national survey of intensive care follow-up clinics. Anaesthesia. 2006; 61: 950-5.
2) Van Der Schaaf M, Bakhshi-Raiez F, Van Der Steen M, et al. Recommendations for intensive care follow-up clinics; report from a survey and conference of Dutch intensive cares. Minerva Anestesiol. 2015; 81: 135-44.
3) Kjer CKW, Estrup S, Poulsen LM, et al. Follow-up after intensive care treatment: a questionnaire survey of intensive care aftercare in Denmark. Acta Anaesthesiol Scand. 2017; 61: 925-34.
4) 中村謙介，小豆畑丈夫，横田裕行，他．高齢者における救急疾患治療後の嚥下障害．日本救急医学会雑誌．2019; 30: 103-9.

〈中村謙介〉

Q 40 ▶ PICS 外来の意義は？

POINT ▶

- ☑ PICS 外来が PICS を軽減できるかは微妙だが，PICS に悩む患者に貢献することができる．
- ☑ フィードバックや機能評価など医療従事者のメリットは非常に大きい．
- ☑ PICS 外来の立ち上げにはバンドルの FGH がついてくる．

もちろん集中治療患者に貢献！？

　はじめに，患者のためにこそ PICS 外来はあるべきである．集中治療後に想定外の PICS で悩まされる患者は多く，その主訴を共有し解決を図ることには当然意義があろう．PICS 外来を受診してはじめて後遺症に気づいたり，有効な対処法やリハビリの方策を指導されたりというケースは存在するように，個々の症例で大きな意義を発揮する（例え実際に受診をしなくても，集中治療中も含め）．PICS 外来を運営していることは集中治療患者に提供するサービスの向上そのものとなり，PICS ラウンドなどと合せて集中治療施設として評価されてもよい取り組みと考える．

　しかし残念なことにエビデンスとしては PICS 外来の優位性は示されていない．PICS 外来介入の有無で集中治療後の患者を無作為化したところ，PICS 外来介入群と非介入群で 1 年後の QOL や身体機能，精神状態で有意差はみられなかった[1]．PICS 外来が直接 PICS を抑制できるかはわからない，というのが結果の解釈であり，現実問題として PICS は発生して問題となっているため，PICS 外来の意義は違った形で検証する必要があるであろう．

医療関係者が患者の PICS を把握しフィードバックできる

　一方で PICS 外来の医療者側のメリットは非常に大きい．本来われわれは PICS

XIII

PICS外来・フォローアップ

表40-1 ABCDEFGH バンドル

A	Assess, prevent, and manage pain	痛みの評価，予防，マネジメント
B	Both Spontaneous Awakening Trials (SAT) and Spontaneous Breathing Trials	覚醒トライアル（SAT）と呼吸器離脱トライアル（SBT）の実践
C	Choice of analgesia and sedation	鎮痛薬と鎮静薬の選択
D	Delirium: assess, prevent, and manage	せん妄の評価，予防，マネジメント
E	Early mobility and Exercise	早期離床
F	Family engagement and empowerment Follow-up referrals Functional reconciliation	家族を含めた対応 転院先への紹介状 機能的回復
G	Good handoff communication	良好な申し送り，伝達
H	Handout materials on PICS and PICS-F	PICS や PICS-F についての書面での情報提供

(Vasilevskis EE, et al. Chest. 2010; 138: 1224-33/Ely EW. Crit Care Med. 2017; 45: 321-30/ Davidson JE, et al. Am Nurse Today. 2013; 8: 32-8)

を考えて集中治療を行いその対策に努めるべきであるが，実際に集中治療後，一般床に退室後や退院後長期の時間をおいて患者を診察することは集中治療従事者には難しく実感を得られにくい．PICS 外来を通して患者の PICS と対面し臨床にフィードバックできることは大きな意義と言え（むしろ本来集中治療従事者はしっかり対面すべき問題であったと言える），病院の PICS の認知や対策の精神を高めることができる．

長期経過後の PICS 評価の機会となる

最も大きな意義は長期予後としての機能評価を PICS 外来にて行うことができることである．PICS のステークスホルダーの中でも functional reconciliation 機能評価が重要で長期経過後（半年後や1年後あるいはそれ以上など）の機能評価を行うべきとしている[2]ように，患者の機能評価の機会をいただくことができることは臨床面でも研究面でも大きな利点となる．患者に対する介入にもつながりうるため，PICS 外来では精神・認知・身体機能と幅広い評価を行うべきである．

PICS 外来運営をするとバンドルの FGH が付随する！

そして，病院として取り組む PICS 外来の立ち上げに付随して得られるのが ABCDEFGH バンドルの FGH である．バンドルの詳細は他稿に譲るが，FGH は F:

Family engagement and empowerment 家族を含めた対応, Follow-up referrals 退院後の紹介状, Functional reconciliation 機能確認, G: Good handoff communication 良好な申し送り, H: Handout materials PICS についての書面での情報提供である. これらは PICS 対策として有効な活動とされているものの, A〜E までのバンドルと比較して提供が難しく実行できている病院は少ないと思われる. しかし PICS 外来を大々的に立ち上げるに当たって思わぬ副産物として得られたのがこれらバンドル FGH であった. すなわち, PICS 外来のインフォームとともに PICS の説明を行う必要があり, 全ての医療スタッフが同様の水準で説明できるように, また患者および患者家族に差し上げることができる日立オリジナルの PICS 説明書面(H: Handout materials 書面情報提供)を作成, それとともに家族への十分な説明と理解を得ることとなり(F: Family engagement and empowerment 家族対応), ICU から一般床に退室する時点で患者の PICS 情報が PICS 外来対象であることとともに書面にて申し送りされ(G: Good handoff communication 申し送り), 退院時と PICS 外来における最終的な機能確認(F: Functional reconciliation 機能確認)と PICS 外来受診や PICS 評価を考慮する紹介(F: Follow-up referrals 紹介状)がなされるようになった. PICS 外来を運営することは最低限のバンドル FGH あってこそ可能なものであり, PICS 外来立ち上げとともに必要条件としてこれらの充実を行うことになる.

　総括して, PICS 外来の運営は病院全体の PICS 対応レベルを向上させ集中治療患者に貢献できると考え, ここに是非お勧めしたい.

❷　**参考文献**

1) Cuthbertson BH, Rattray J, Campbell MK, et al. The PRaCTICaL study of nurse led, intensive care follow-up programmes for improving long term outcomes from critical illness: a pragmatic randomised controlled trial. BMJ. 2009; 339: b3723.
2) Elliott D, Davidson JE, Harvey MA, et al. Exploring the scope of post-intensive care syndrome therapy and care: engagement of non-critical care providers and survivors in a second stakeholders meeting. Crit Care Med. 2014; 42: 2518-26.

〈中村謙介〉

索 引

PICS のすべて　Q & A 40　　　　　　　　　　　　ⓒ

発　行	2020 年 3 月 10 日　1 版 1 刷	
監　修	西田　修（にしだ おさむ）	
	小谷　穣治（こたに じょうじ）	
編　著	井上　茂亮（いのうえ しげあき）	
発行者	株式会社　中外医学社	
	代表取締役　青木　滋	
	〒 162-0805　東京都新宿区矢来町 62	
	電　話　　（03）3268-2701（代）	
	振替口座　00190-1-98814 番	

印刷・製本/横山印刷㈱　　　　　　　　　　　　　〈KS・MU〉
ISBN978-4-498-16620-2　　　　　　　　　　　　Printed in Japan